D1993785

HEYNE BÜCHER

HEYNE KOCHBÜCHER

Maria-Elisabeth Lange-Ernst

Die Köhnlechner Trenn-Diät

Mit einem ausführlichen Rezeptteil
und vielen erläuternden
Tabellen

Originalausgabe

WILHELM HEYNE VERLAG
MÜNCHEN

HEYNE KOCH- UND GETRÄNKEBÜCHER
Nr. 07/4341

5. Auflage

Printed in Germany 1987
Umschlaggestaltung: Atelier Heinrichs & Schütz, München
Gesamtherstellung: Ebner Ulm

ISBN 3-453-40320-7

Inhalt

I

Übergewicht ist nicht nur eine Frage der Ästhetik

Wer zu viele Kilo mit sich herumschleppt – darunter leidet oder sich auch fatalistisch damit abgefunden hat –, ißt zuviel und ernährt sich wahrscheinlich auch falsch.

In unserer aufgeklärten Zeit ist das Wissen um die richtige, vollwertige und vor allem unserer Lebensweise angepaßten Ernährung noch immer lückenhaft.

Jeder dritte erwachsene Bundesbürger wiegt zuviel, und schon jedes zweite bis dritte Schulkind hat bereits Gewichtsprobleme; aber die vielfältigen Aufrufe in den Medien werden häufig überhört und die alarmierenden Zahlen, die uns aufschrecken sollten, ignoriert. Es scheint, als sei das Übergewicht eine ganz normale Gegebenheit unseres modernen Lebens und nicht das weitest verbreiteste Übel unserer Zeit.

Besorgniserregende Zahlen sind die Folgen unseres ›Selbstmords mit Messer und Gabel‹.

- Etwa 30 Prozent aller Todesfälle in der Bundesrepublik sind auf ernährungsbedingte Erkrankungen zurückzuführen.

Eine weitere Zahl sollte alarmierende Zeichen setzen:

- Über 70 Milliarden DM jährlich betragen nach Berechnungen der ›Deutschen Gesellschaft für Ernährung‹ die Ausgaben der Krankenkassen in unserem Lande für die Behandlung ernährungsbedingter Folgekrankheiten. (Das ist das Mehrfache des Jahresumsatzes eines Autoriesen wie Daimler Benz.)

Um welche Erkrankungen handelt es sich, die durch eine falsche Ernährung und das daraus resultierende Übergewicht hervorgerufen werden? Die Zuckerkrankheit – der Diabetes –, eine ernährungsbedingte Stoffwechselstörung, ist eine vielfach durch Ernährungssünden entstandene Beeinträchtigung unserer Gesundheit. Die Zuckerkrankheit wird bereits als Volkskrankheit bezeichnet, etwa 1,5 Millionen Bundesbürger leiden an ihr. Fachleute schätzen, daß es noch einmal soviel Menschen gibt, die an einer Fehlfunktion der Bauchspeicheldrüse leiden und es gar nicht wissen. Ebenfalls auf dem Vormarsch sind Rheuma und Gicht, die häufig bereits jüngeren Menschen zu schaffen machen, weil sie übergewichtig sind.

Übergewicht hat Bluthochdruck zur Folge, es fördert Magen- und Darmerkrankungen, auch Leber- und Gallenstörungen, Erkrankungen des Herzens und der Haut stehen in engem Zusammenhang mit falscher Ernährung und Übergewicht.

Fassen wir zusammen:

- Übergewicht beeinträchtigt unsere Gesundheit und senkt die Lebenserwartung beträchtlich.
- Nach neuesten Erhebungen der Lebensversicherungsgesellschaften hat derjenige optimale Aussichten, gesund alt zu werden, der sein Normalgewicht – besser noch sein Idealgewicht – anstrebt und hält.

Statistiker amerikanischer Lebensversicherungsgesellschaften haben nach ihren Erfahrungswerten Unterlagen erarbeitet, aus denen hervorgeht, daß die Sterblichkeit bei Menschen mit 20 Prozent Übergewicht um 40 Prozent höher liegt als bei Normalgewichtigen. Bei einem Übergewicht von 30 Prozent steigt die Sterblichkeitsrate auf 70 Prozent an.

- Unsere Chance, länger zu leben und vor allem gesund alt zu werden, steigt mit jedem Kilogramm, das wir verlieren oder erst gar nicht ansetzen.
- Nicht umsonst setzen amerikanische Lebensversicherer darum bereits ihre Prämien nach dem ›Lebendgewicht‹ ihrer Versicherungsnehmer fest.

In den Hungerjahren der Kriegs- und Nachkriegszeit mit ihren Entbehrungen und dem kärglichen Angebot an Fett, Weizenprodukten und Zucker waren die Menschen erstaunlich gesund, elastisch und leistungsfähig.

Die Zuckerkrankheit z. B. nahm rapide ab, um

dann mit der einsetzenden ›Freßwelle‹ wieder stark zuzunehmen.

Die beliebte Ausrede der Übergewichtigen, die sie sich auch selbst fleißig einreden, heißt: ›Ich esse doch so wenig ... ich werde schon dick, wenn ich das kleinste Häppchen zu mir nehme oder nur an Essen denke!‹

Eine zweite überaus beliebte Ausrede ist: Die Fettwülste um die Hüften seien die Folge einer Drüsenfehlfunktion. Ebenso geistert die Ausrede: ›Ich habe schwere Knochen‹ durch die Gehirne der Übergewichtigen.

Alle Ausreden gelten nicht, denn nur derjenige, der seinem Organismus ein Überangebot an Nahrung bietet, das nicht in Energie umgesetzt wird, nimmt zu. Überschüssiges speichert unser Körper raumsparend als Fett.

Sorgfältige Untersuchungen haben ergeben, daß ›Drüsenstörungen‹, also physiologische Fehlfunktionen der inneren Sekretion äußerst selten vorkommen. Sie machen noch nicht einmal ein Prozent aller Fälle von Übergewicht aus.

Niemand von uns hat besonders schwere Knochen! Die Knochensubstanz hat ein bestimmtes, festgelegtes, spezifisches Gewicht – es gibt demnach keine ›schweren‹ oder ›leichten‹ Knochen – es gibt höchstens schmale oder breite Knochen. Dieser unwesentliche Unterschied kann höchstens zwei Kilogramm betragen! Machen wir uns darum klar:

- Übergewicht ist das Resultat eines falschen und zu üppigen Nahrungsangebotes.

- Darum sind ca. 20 Millionen Menschen in der BRD schlicht gesagt zu dick.
- Niemand muß sich schämen, dick zu sein, aber jeder sollte sich schämen, wenn er dick bleibt und nichts dagegen unternimmt!
- Übergewicht ist kein unabänderliches Schicksal!

Wie erreichen wir unser Normalgewicht? Die Faustregel für das Normalgewicht lautet: Die Größe über 100 cm = Kilo Normalgewicht. Das Normalgewicht eines 175 cm großen Menschen wäre demnach 75 Kilo. Sein Idealgewicht ist es aber keineswegs, denn die höchste Lebenserwartung haben Männer, deren Normalgewicht um 10 Prozent, und Frauen, deren Normalgewicht um 20 Prozent unterschritten wird. So wäre das Idealgewicht des 175 cm großen Mannes 67,5 Kilo.

Wer frohlockend sagen kann: ›Auf mich trifft das zu‹, der möge dieses Buch beruhigt aus der Hand legen. Er befindet sich im Kreis idealgewichtiger Bundesbürger, die ca. 10 Prozent unserer Bevölkerung ausmachen.

II

Warum fügen wir uns durch ein Überangebot an Nahrung Schaden zu?

Auf diese Frage gibt es unterschiedliche und vielschichtige Antworten. Manche sind in der fernsten, andere in der näheren Vergangenheit des Menschengeschlechts zu suchen, und nicht wenige in der Gegenwart zu finden.

Aus grauer Vorzeit der Menschheit stammt die Fähigkeit, Energiereserven für Hungerzeiten in Form von Fettdepots zu speichern. Diese naturgegebene Vorsichtsmaßnahme erhielten der Mensch und das Tier gleichermaßen, ob es sich um Säugetiere, Fische oder Vögel handelt.

Die von altersher einprogrammierte Vorratshaltung des Körpers war für unsere Vorfahren überlebenswichtig! Nicht täglich war ihnen das Jagdglück hold – wenn aber ein Ur-Rind oder ein Mammut glücklich erlegt worden war, dann aßen sie tagelang und setzten Körperspeck an, in Hungerzeiten zehrten sie von ihren angesammelten Reserven.

Der menschliche Körper ist zu einem ›Zweifachsystem‹ in der Lage:

- Er kann die notwendige Energie für die vielfältigen Körperfunktionen von außen aufnehmen, indem er ißt.
- Er kann aber, wenn diese Energiezufuhr nicht klappt, sich aus den eigenen gespeicherten Fettvorräten ernähren.

In beiden Fällen wird die notwendige Körpertemperatur erreicht, die Körperfunktionen werden in Gang gehalten, und für die Arbeitsleistung ist genügend Energie vorhanden.

So lästig einerseits die programmierte Vorratshaltung unseres Körpers ist, so vernünftig scheint die Regelung andererseits, um einmal Angefuttertes auch wieder loszuwerden, indem wir aus uns selber leben können – Überschußpfunde aufgezehrt werden.

Ein weiteres Erbe unserer Urväter ist auf uns übergegangen – wir essen aus Lust!

Für den behaarten Urmenschen, der selten genug satt zu essen hatte, war jede reichhaltige Mahlzeit ein Fest.

Die Natur hat den art- und lebenserhaltenden Funktionen die Lust als Paten zur Seite gestellt.

- Die Fortpflanzung und das Essen – die wichtigsten dieser Funktionen – sind mit dem größten Lustgewinn gekoppelt!

Der Mann im Bürosessel oder im Fahrersitz eines Autos ißt häufig noch genauso, wie sein körperlich schwer arbeitender Urgroßvater. Einen erheblichen

Anteil am lästigen Übergewicht trägt die Gewohnheit! Diese wird von Generation zu Generation weitergegeben. Bei ›Muttern‹ schmeckte es eben am besten und die deftige Hausmannskost erfreut sich landauf, landab weiterhin größter Beliebtheit.

Noch vor einigen Jahrzehnten verbrachte die Mehrzahl der Menschen ihren Tag mit schwerer körperlicher Arbeit nach dem Motto: ›Von der Stirne heiß rinnen muß der Schweiß, soll das Werk den Meister loben . . .‹ Der Grubenarbeiter, der die Kohle mit der Spitzhacke aus der Stollenwand brach, der Bauer, der den Pflug in die Scholle drückte, die Hausfrau, die ohne technische Erleichterungen ihre schwere Hausarbeit bewältigte, sie alle brauchten Kraftnahrung. Ein ordentliches Stück Speck hatte zu damaliger Zeit unbedingt seine Berechtigung, um den hohen Energieverlust zu ersetzen und neue Energie zu schaffen.

Die Zeiten haben sich grundlegend geändert. Die Urenkel der Schwerarbeiter stehen heute im weißen Kittel am Schaltpult. Die Menschen, die heute Schwerarbeit leisten, sind in der Minderzahl – geblieben sind aber die alten Eßgewohnheiten.

Dazu ein paar Zahlen:

- Der durchschnittliche Tagesbedarf an Nahrung liegt heute bei ca. 2500 Kalorien – gegessen wird aber der Gegenwert von ca. 3100 Kalorien.
- Der durchschnittliche Tagesbedarf an Nahrung bei den Frauen liegt heute bei ca. 2200 Kalorien – es wird aber der Gegenwert von ca. 2610 Kalorien verzehrt.

- Der Fettverbrauch liegt heute weit über dem Wert, der für unsere modernen Arbeits- und Lebensbedingungen errechnet wurde.
- Bei normaler Arbeitsleistung ist für beide Geschlechter ein tägliches Angebot von 75 bis 80 Gramm Fett vollkommen ausreichend.
- Männer verzehren jedoch ca. 160 Gramm – Frauen ca. 120 Gramm Fett täglich.
- Ein Überangebot an Fett von nur 50 Gramm pro Tag ergibt im Monat 1500 Gramm!
- Auch wenn nicht alles an Schenkeln, Hüfte und Bauch landet – es ist viel zuviel!

III

Kummer und Streß fördern den Appetit

Das Baby schreit – vielleicht vor Hunger, aber ebenso kann der Grund sein: Ich habe einen nassen Popo – ich brauche Mutters Aufmerksamkeit und Zärtlichkeit ... Was passiert? Das Baby bekommt sein Fläschchen, und in den meisten Fällen beruhigt sich der kleine Schreihals.

Der Mensch gewöhnt sich – oder wird daran gewöhnt: Essen ist eine Ersatzbefriedigung. Ärger, Ängste und Spannungen werden mit einem Griff zur Keks- oder Pralinenschachtel, zur Bierflasche reguliert ... das Unbehagen schwindet in vielen Fällen, aber häufig wächst der Kummerspeck.

Die Fähigkeit, auf Streß zu reagieren, ist im Menschen seit Urzeiten festgelegt. Der Steinzeitmensch brauchte sie zum Überleben, um sämtliche Kräfte seines Körpers in Sekundenschnelle zu mobilisieren, wenn es. z. B. darum ging, einem wilden Tier zu entkommen.

Der ›Alarmplan‹ des Menschen in bedrohlichen Situationen lief und läuft folgendermaßen ab: Das Gehirn empfängt Signale, über die Sinnesorgane werden sie an die ›Schaltzentrale‹ weitergegeben. Diese sendet über die Nervenbahnen den Befehl an das Nebennierenmark, Adrenalin ins Blut auszuschütten. Auf diese Weise werden Blutdruck und Herzschlag erhöht, um durch eine verstärkte Sauerstoffzufuhr, z. B. eine Flucht oder eine große Energieleistung sicherzustellen.

Die Verdauungsvorgänge werden vorübergehend gestoppt – sie würden nur unnötige Energie verbrauchen.

Binnen Sekunden ist ein Energiepotential vorhanden, das dem bedrohten Menschen eine Höchstleistung ermöglicht, zu der er – im Normalzustand – niemals in der Lage wäre. Sie rettet ihm das Leben bei unmittelbarer Gefahr, bei Feuersbrunst oder Krieg.

Diese Streßreaktion des menschlichen Körpers wird heute weiterhin durch alle möglichen, wenig bedrohlichen Reize ausgelöst: Ein Streit mit dem Ehepartner, der Lärm eines Preßluftbohrers, ein Stop im Verkehrsstau ... bei angespannter oder gereizter Gemütslage genügen schon Kleinigkeiten, den Adrenalinschub in die Blutbahn auszulösen.

Unangenehm ist nur, daß dieser Alarm- und Bereitschaftszustand, blitzschnell eine Reaktion oder Höchstleistung zu erbringen, in den meisten Fällen ungenutzt bleibt. Wer läuft schon nach dem Ärger mit dem Chef zehnmal mit Höchstgeschwindigkeit um den Häuserblock? Kein Mensch in dieser Situation stemmt den Schreibtisch in die Höhe! Auch die Hausfrau greift nach dem Ärger mit der Schwiegermutter nicht zum Spaten, um den Garten umzugraben ... Die Spannungen würden durch diese Tätigkeiten abgebaut und vollends gelöst.

Statt dessen ist der Weg in die Kneipe und der Griff zum Tortenstück eher üblich. Wen wundert es, daß nach der vermeintlichen Streßlösung noch immer Appetit besteht? Unser Körper reagiert irrigerweise wie in grauer Vorzeit, denn nach der ›Höchstleistung‹, die in unserer Zeit häufig zur ›Ersatzlösung‹ führt, braucht unser Körper nach altem Muster Energienachschub – das heißt eine kräftige Mahlzeit.

Eine weitere Möglichkeit, unnötige Pfunde zu horten, sind die Langeweile und die Festessen.

Die Langeweile, eine Konsequenz aus unserer vermehrten Freizeit, verführt viele Menschen zum Essen und vor allem zum Trinken. Wer sich an einem arbeitsfreien, gelangweilten Tag eine Strichliste anlegt, auf der er konsequent jeden Keks oder Kartoffelchip, den geschwind getrunkenen Sherry oder Himbeergeist, anmerken würde, das Erstaunen wäre groß, und es entfiele das Wundern darüber, wie das letzte Kilo so nach und nach zustande kam.

Eine Unsitte, die uns überzählige Pfunde bescheren kann, resultiert aus einer höchst liebenswürdigen menschlichen Eigenschaft: der Gastfreundschaft – es sind die Festessen. Zu allen nur möglichen Gelegenheiten, zu Jubiläen, Geburtstagen, Beförderungen etc. wird erst einmal reichlich gegessen und getrunken.

Diese Mahlzeiten finden zumeist am Abend statt, und auch ein paar Walzerschritte hinterher können den Fettansatz nicht spürbar beeinflussen, denn anschließend verbraucht der Körper wenig Energien – es folgt die Ruhe, der Schlaf.

Die Anlässe, zuviel und vor allem falsch zu essen, sind vielfältig. Gibt es zwingende Gründe dafür, daß der Mensch ihnen widerstehen kann und muß?

- Es gilt endlich zu denken, zu lernen und zu handeln!

Übergewicht ist nicht nur eine Frage der Ästhetik. Zugegeben, die meisten Dicken stört in erster Linie ihr Aussehen. Eine Frau z. B. wird eher schlank werden wollen, um sich in ihrem Bikini präsentieren zu können, als etwas für ihre Gesundheit oder für ihre höhere Lebenserwartung zu tun!

Das Schönheitsideal in unseren Breiten fordert eine straffe schlanke Figur ... und unsere Zeit gebar den Slogan: Schlank = gesund!

DIE RISIKOFAKTOREN DES ÜBERGEWICHTES

Menschen mit nur 10 Prozent und auch mehr Übergewicht leben mit fünf Risikofaktoren, die sie sich einprägen sollten.

1. Das Herz eines Übergewichtigen hat Mehrarbeit zu leisten, um die vermehrte Körpermasse zu versorgen. Das Herz hat in einer Stunde bis zu 40 Liter mehr Blut zu pumpen.
   Das Blut ist außerdem zu fettig – der Cholesterin- und Triglyzeridspiegel ist zu hoch.
   Fazit: Für den Übergewichtigen ist die Gefahr, einen Herzinfarkt zu erleiden, doppelt so hoch wie bei einem Normal- bzw. Idealgewichtigen!
2. Der Fett- und Zuckerstoffwechsel gerät leicht aus den Fugen. Der Übergewichtige riskiert, an einer

Stoffwechselstörung zu erkranken. Es handelt sich dabei hauptsächlich um den Diabetes, der viermal soviele Fettleibige frühzeitig und heftig trifft, als Normalgewichtige.

Fazit: Der menschliche Körper und seine Organe sind für den Normalzustand bzw. für das Normalgewicht eingerichtet. Im Falle der Zuckerkrankheit ist die Bauchspeicheldrüse beim Übergewichtigen absolut überfordert.

3. Dreimal so häufig – gemessen am Normalgewichtigen – leiden übergewichtige Menschen an Bluthochdruck. Diese Beeinträchtigung der Gesundheit zieht unangenehme Folgen nach sich. Es handelt sich um Kopfschmerzen, Leistungsabfall, Schlafstörungen. Der Bluthochdruck kann zu Herzkrämpfen (Angina pectoris), zu Herzinfarkt und Schlaganfall führen.

   Fazit: Bei einer Reduzierung des Übergewichtes pendelt sich der überhöhte Blutdruck in den meisten Fällen wieder ein.

4. Mit den Stoffwechselstörungen geht die Gefahr der Gallensteinbildung vielfach Hand in Hand. Gallenkoliken zählen zu den unerträglichsten Schmerzen, die den Menschen quälen können. Es handelt sich daher um eine Beeinträchtigung, die keineswegs übersehen werden darf!

   Fazit: Übergewichtige bekommen dreimal so häufig Gallensteine wie Normalgewichtige – und mit einem Operationsrisiko ist ebenfalls zu rechnen!

5. Die überflüssigen Pfunde, die wir mit uns herumschleppen, verdanken häufig ihr Entstehen dem ansteigenden Genuß von Bier, Wein und harten

Drinks. Die Übergewichtigen führen die Statistik der Lebergeschädigten an. Es handelt sich um die Fettleber – sie ist noch reparabel – und um die Leberschrumpfung (Zirrhose), die allgemein schmerzfrei verläuft, aber nicht selten zum Tode führt!
Fazit: Wir tun unserer Gesundheit einen Dienst, indem wir den Alkoholkonsum einschränken, nicht nur um keine überflüssigen Kalorien zu uns zu nehmen, sondern auch um unsere Leber zu schonen.

Fassen wir zusammen:

- Das Übergewicht mindert die Lebenserwartung mehr, als wir wahrhaben wollen.
- Als verläßliche Faustregel gilt: 15 Kilogramm Überschußfett können uns fünf Jahre des Lebens kosten!

Offenbar sind die Darstellungen noch immer nicht erschreckend genug. In unzähligen Zeitungsartikeln, mit Hilfe von Büchern, in Rundfunk- und Fernsehsendungen wird immer wieder auf die Gefahr, mit dem Übergewicht zu leben, hingewiesen. Es gibt unzählige Diätvorschläge und Anregungen für kalorienarmes Kochen.

- Trotzdem haben wir Bundesbürger die zweifelhafte Ehre, das schwergewichtigste Volk dieser Welt zu sein!
- Es ist darum keineswegs übertrieben, wenn vom Übergewicht als einer ›Volksseuche‹ gesprochen wird.

IV

Ohne Diät geht es nicht – aber irgendeine Diät allein tut es nicht!

Nach einer amerikanischen Feldstudie, die ohne weiteres auf deutsche Verhältnisse übertragen werden kann, hielten 20 000 Abmagerungswillige ihre Diät strikt ein und reduzierten ihr Gewicht – jedoch pendelte sich bei 95 Prozent von ihnen binnen kürzester Zeit das alte Gewicht wieder ein.

Die Auflagen der Diätbücher sind riesig und vielfältig. Wir können davon ausgehen, daß tagaus, tagein in unserem Land Millionen von Pfunden abtrainiert, abgefastet und abgehungert werden.

Trotzdem nimmt die Zahl der Übergewichtigen stetig zu. Viele von ihnen machten die deprimierende Erfahrung, daß sie zwar abnehmen können, aber die Enttäuschung ist doppelt groß, wenn das erzielte Ideal- oder Normalgewicht nicht zu halten ist.

Also geht es darum, eine vernünftige Diät zu finden und kennenzulernen, mit deren Hilfe das angestrebte Gewicht erreicht wird und die gleichzeitig die Möglichkeit bietet, schlank und gesund zu bleiben, möglichst ohne zu hungern.

- Es geht nicht allein darum, Übergewicht abzubauen, sondern einen *dauerhaften Erfolg* anzustreben.
- Wir essen in den meisten Fällen nicht nur zuviel – sondern zuviel vom Falschen!
- Die Voraussetzung, unsere Ernährung zu korrigieren, heißt, genau darüber Bescheid zu wissen, was unser Körper benötigt.
- Wenn wir über die Zusammenhänge zwischen Ernährung einerseits und Energieverbrauch andererseits informiert sind, ist der Anfang gemacht.

DER MENSCH IST SEINER VERANLAGUNG NACH EIN MITTELDING ZWISCHEN TIGER UND KUH ... WARUM?

Die Zähne des Menschen entsprechen denen eines Raubtieres und der Verdauungstrakt ähnelt dem eines Pflanzenfressers. Wir Menschen benötigen demnach für unsere Ernährung Fleisch und pflanzliche Kost.

Alle Nährstoffe dienen dazu, den ›Betrieb‹ des menschlichen Körpers in Gang zu halten. Durch die Zufuhr von Nahrung ist es dem Menschen möglich, zu leben.

Die Grundnahrungsmittel: Kohlenhydrate, Fett und Eiweiß geben dem Baustoffwechsel und dem Betriebsstoffwechsel des Körpers die notwendige Energie.

Der menschliche Organismus entnimmt der täglich zugeführten Nahrung kleine Teilchen, um seine Körpersubstanz aufzubauen und aufrechtzuerhalten.

Zum Beispiel entnimmt er aus eiweißhaltigen Nährstoffen die sogenannten Aminosäuren, die zum Aufbau der Muskulatur dienen. Unser Körper zieht aus den Nährstoffen Fett und Kohlenhydrate den Brennstoff, der Energie zur täglichen Leistung liefert.

Die drei Grundnährstoffe: Kohlenhydrate, Fett und Eiweiß sind in gewissem Maß, je nach Angebot und Bedarf, vom Körper und seinem Stoffwechsel untereinander austauschbar.

Der Begriff Kalorie oder neuerdings Joule, beinhaltet den Wert an Energie, den unser Körper aus den verzehrten Nahrungsmitteln entnehmen kann, und was sie an lebenswichtigem Brennstoff bieten.

Eine Faustregel besagt, daß ein Gramm Kohlenhydrate oder ein Gramm Eiweiß vier Kalorien bieten, ein Gramm Fett neun Kalorien liefert. Hingegen steht ein Gramm Alkohol für neun Kalorien. Allein aus dieser Darstellung läßt sich klar entnehmen, daß bestimmte, hochkalorienhaltige Nahrungsmittel und Getränke für den Übergewichtigen schädlich sind und daß jeder auf sein Körpergewicht bedachte Mensch den Verbrauch dieser hochkalorienhaltigen Nahrungsmittel einschränken sollte.

DAS EIWEISS

Eiweiß ist unersetzlich!

Der Mensch ist in der Lage, ohne Kohlenhydrate oder auch ohne Fett zu überleben, ohne Eiweiß muß er sterben.

Der Körper kann sich die im Eiweiß enthaltenen Aminosäuren aus keinem anderen Grundnährstoff bilden. Diese essentiellen Aminosäuren sind besonders hochwertig in tierischem Eiweiß enthalten. Deshalb sollte immer ein Drittel des Eiweißbedarfes aus tierischem Eiweiß gedeckt werden. Dieses finden wir in Fleisch, Fisch, Milch, Eiern und Käse.

Über die Mindestmenge, die dem menschlichen Körper täglich an Eiweiß zugeführt werden muß, sind sich die Wissenschaftler nahezu einig: Sie liegt bei 1 bis 1,2 Gramm pro Kilo Körpergewicht. Die täglich zulässige Höchstmenge wird verschieden beurteilt, es ist jedoch anzunehmen, daß es kein Zuviel an Eiweiß gibt.

Der Wert des Eiweißes kann nicht genug betont werden, er ist der wichtigste Aufbaustoff und der idealste Energielieferant für unseren Körper. Der

Verzehr von Eiweiß macht satt und leistungsfähig, er belebt unsere geistigen und körperlichen Aktivitäten. Der Eiweißverzehr kann bei der Gewichtsabnahme ausgesprochen hilfreich sein.

Bewirkt wird diese Abnahme durch die Tatsache, daß Kalorien nicht gleich Kalorien sind. Um 100 Fettkalorien zu verbrennen, benötigt unser Körper – sozusagen als Streichholz, das den Ofen anzündet – weitere 4 Kalorien.

Um 100 Kohlenhydratkalorien zu verbrennen, benötigt der menschliche Organismus zusätzlich 6 Kalorien. Um jedoch 100 Eiweißkalorien zu verbrennen, benötigt der Körper 30 bis 40 zusätzliche Kalorien, die er aus seinen Reserven beisteuern kann.

Es ist absolut gleichgültig, ob man ein großes Glas Orangensaft trinkt oder ein halbes Steak ißt. Beide haben die gleiche Kalorienzahl, aber das eine sind Kohlenhydrat-Kalorien und das andere sind Eiweiß-Kalorien, die dem Körper ungefähr das Fünffache an Energie zur Verarbeitung abfordern.

Diese Eigenschaft des Eiweißes, biologisch-dynamisch zu wirken, ist eine willkommene Hilfe beim Abbau von eingelagerten Fettreserven. Der außergewöhnlich hohe Anteil von Eiweiß bei vielen Diäten – etwa die Hälfte der gesamten Kalorienzahl – ist mit dieser Tatsache zu begründen. Darum darf die Mindestmenge an Eiweiß bei einer Abmagerungskur niemals unterschritten werden, wenn nicht ernstliche Gesundheitsschäden die Folge sein sollen.

Der Körper lagert überschüssiges Eiweiß nicht ab, etwa wie Fett oder Kohlenhydrate, sondern er verbrennt es völlig. Darum hat man Eiweiß mit der

Entstehung von Arteriosklerose oder mit dem Herzinfarkt nicht in Verbindung bringen können.

Bei vielen Krankheiten – außer Nierenerkrankungen und Gicht – wirkt das Eiweiß therapeutisch: es handelt sich um den Schlaganfall, den Bluthochdruck, Herzkrankheiten, Erkrankungen der Leber und Galle und die Zuckerkrankheit. Eiweißhaltige Nahrungsmittel enthalten nicht nur Eiweiß. Es ist darum wichtig zu wissen, daß eiweißhaltige Nahrungsmittel gleichzeitig Fett enthalten können. Achten Sie beim Einkaufen darauf, daß Sie mageres Fleisch, vor allem magere Wurstsorten, mageren Fisch, fettarme Milch-, Quark- und Käsesorten bevorzugen – sie sind die idealen Eiweißlieferanten!

DAS FETT

Bisher galt das Fett als Alleinschuldiger an der Bildung des Übergewichtes, und es schien eine Selbstverständlichkeit zu sein, daß jeder Mensch idealgewichtig wird, wenn er nur aufhört, Fett zu sich zu nehmen.

Diese Annahme hat sich als Trugschluß erwiesen!

Wir können durchaus Fett essen, ohne deshalb übergewichtig zu werden. Wir können kurioserweise sogar viel Fett essen und dadurch abnehmen.

- Es kommt darauf an, was wir außer dem Fett zu uns nehmen und vor allem welches Fett wir wählen.

Drei Arten von Fett sind zu unterscheiden. Es handelt sich um die gesättigten, die ungesättigten und die hochungesättigten Fette.

- Unser Körper kann, wenn er kein Fett aus der Nahrung erhält, selbst Fett bilden, und zwar aus Kohlenhydraten.

Nur das hochungesättigte Fett mit den essentiellen Fettsäuren – hauptsächlich der Linolsäure – kann unser Körper nicht selbst herstellen, er muß es über die Nahrung erhalten. Deswegen gehören zu der Diät, die z. B. zu 30 Prozent der Kalorien aus Fett bestehen darf, unbedingt die hochungesättigten Fette mit dem erforderlichen Gehalt an Linolsäure. Es handelt sich um Maiskeimöl, Sonnenblumenöl und das Distelöl, das in jedem Reformhaus erhältlich ist. Die hochungesättigten Fette üben im Gegensatz zu den gesättigten Fetten, wie Butter und Schmalz, vielfach eine Senkung des Cholesterinspiegels aus. Das Fett ist ein hochwirksamer Energiespender und eine fettreiche Kost bedeutet eine vermehrte Energiezufuhr, die wir Zivilisationsmenschen mit allen Bequemlichkeiten des Alltags im allgemeinen nur noch im geringen Maße benötigen. Eine fettreiche Kost begünstigt die Entstehung von Gefäßerkrankungen. Der Übergewichtige wird deshalb seinen Fettverzehr einschränken und auf Halbfettmargarine und pflanzliche Öle umsteigen.

Fettbildend ist allerdings jedes Fett nur in Verbindung mit der Zufuhr von Kohlenhydraten. Ohne Kohlenhydrate kann Fett sogar zehrend wirken. Die neuen Erkenntnisse über das Fett werden wahrscheinlich die Ernährung der nachfolgenden Generationen bestimmen.

DIE KOHLENHYDRATE

Die für unsere Ernährung wichtigen Kohlenhydrate zieht unser Körper aus pflanzlichen Produkten – z. B. aus stärke- und zuckerenthaltenden Nährstoffen, wie Brot, Kartoffeln, verschiedenartigen Gemüsen und Obst, aus Mehl und Nährmitteln und vor allen Dingen aus dem Zucker. Als ›reine‹ Kohlenhydrate werden der Trauben- und der Fruchtzucker bezeichnet. Disaccharide – d. h. zusammengesetzte Zucker – sind der Malz- und Milchzucker und auch der Rohrzucker. In unserer Nahrung befinden sich in erster Linie die zusammengesetzten Zucker.

Mit diesen Zuckern sind die sogenannten Zuckeralkohole fast gleichzusetzen, die wir als Sorbit und Sionon oder Xylit kennen, die aber nur in ihrer Struktur dem Alkohol ähneln, sonst jedoch keine entsprechende Wirkung zeigen und auch nicht flüssig sind. Trauben- und Rohrzucker werden rasch über die Blutbahn aufgenommen, wohingegen Fruchtzucker oder die als Sorbit oder Xylit bekannten Zuckeraustauschstoffe – auch der Milchzucker – zu ihrer Verwertung im menschlichen Körper einen länger anhaltenden Spaltungsprozeß benötigen.

V

Unsere Nahrung – die Bausteine des Lebens

Ein Mensch verbraucht im Laufe seines Lebens eine fast unvorstellbare Menge an Nahrungsmitteln. Es sind ca. 50 Tonnen!

Trotzdem wird der Mensch im Durchschnitt nicht mehr als 80 Kilogramm wiegen. Erstaunlicherweise bleiben auch im Körper des Übergewichtigen nur Bruchteile der aufgenommenen Nahrung zurück. Der größte Anteil wird wieder ausgeschieden. Nur ganz wenige Nahrungsmittel passieren unseren Körper unverändert, die meisten werden durch die Stoffwechselvorgänge abgebaut und umgewandelt.

Dieser fein abgestimmte Vorgang des Stoffwechsels – ein Wunderwerk der Natur – liefert uns die Energie zum Leben.

Unser Körper ist in gewisser Weise mit einem Ofen zu vergleichen, denn mit Hilfe von Sauerstoff aus der Atemluft werden die Nährstoffe verbrannt. Das Ergebnis sind Energie in Form von Körperwärme und Antriebskraft für den Bewegungsapparat.

Die Verbrennung geschieht langsam – Energie wird haushälterisch verwaltet und freigegeben.

Für die Regulierung des Stoffwechsels, die sich

nach den Gesetzen von Angebot und Nachfrage richtet, sind die sogenannten Enzyme verantwortlich. Es handelt sich um ungezählte verschiedenartige Eiweißmoleküle, die sich in allen unseren Körperzellen befinden. Diese Enzyme überwachen die chemischen Vorgänge des Stoffwechselgeschehens in unserem Körper.

DIE KONTROLLE UND VERTEILUNG DER NÄHRSTOFFE

Die aufbereiteten Nährstoffe, die nach der Verdauung absorbiert werden, wandern durch das Transportsystem Blut in alle Zellen des Körpers. Sie werden dort als Bausteine oder als Treibstoff benutzt. Unsere Grundnahrungsmittel Kohlenhydrate, Fett und Eiweiß sind in gewissem Maß je nach Angebot und Bedarf von unserem Organismus austauschbar.

Aus den eiweißhaltigen Nährstoffen zieht unser Organismus die notwendigen Aminosäuren zum Aufbau der Muskulatur, aus den Nährstoffen Kohlenhydrat und Fett den Brennstoff zur Leistung. Der Begriff ›Kalorie‹ oder ›Joule‹ sagt etwas über die Energiewerte aus, die der Körper den verschiedenen, verzehrten Nahrungsmitteln entnehmen kann.

Ein Leistungssportler oder ein Straßenbauarbeiter haben naturgemäß einen höheren Bedarf an energiespendenden Nährstoffen als ein Büroangestellter mit sitzender Tätigkeit.

- Der Bedarf an Nahrungsmittel = Energie, wird durch unsere Lebensumstände, durch das Alter, das Körpergewicht und die Körpergröße und auch das Geschlecht bestimmt.

DIE LEBER

Eine wichtige Verteilungs- und Kontrollstation unseres Körpers ist die Leber. Sie filtert Aminosäuren und Kohlenhydrate aus dem Blut, sobald diese den Verdauungsprozeß durchlaufen haben, also vom Blut übernommen werden. Einen Teil der Kohlenhydrate hält die Leber zurück, um sie in Form von Leberstärke (Glykogen) zu deponieren – einen Teil verbraucht die Leber für ihre eigene Tätigkeit. Ihre vorrangige Aufgabe aber ist es, die Versorgung unseres Körpers mit Nährstoffen zu regeln.

Wenn z. B. die Kohlenhydrate im Blut aufgebraucht sind, gibt die Leber aus ihrem Depot diese wieder frei.

Die lebenswichtigen Aminosäuren werden durch Hormone gesteuert, die sich in unserem Blut befinden. Dieser Hormonspiegel sorgt dafür, daß die Aminosäuren in die Muskeln eindringen und dort für Wachstums- oder Regenerierungszwecke haushälterisch verwendet werden. Insbesondere Wachstumshormone und das Insulin sind am Steuerungssystem beteiligt, sie halten auch den Verbrauch an Kohlenhydraten unter Kontrolle.

Wußten Sie, daß wir aus dem bestehen, was wir zu uns nehmen? Da unser Körper überwiegend aus Wasser besteht, ist es wenig erstaunlich, daß der Löwenanteil unserer täglich benötigten Nahrung die Flüssigkeit ist.

Wir nehmen mit der Kost und in Form von Getränken – mit mehr oder weniger Abweichungen – täglich zwei Liter Flüssigkeit auf. Zusätzlich enthält die Durchschnittskost der Mitteleuropäer ca. 300 g Kohlenhydrate, ca. 150 g Fett und ca. 130 bis 150 g Protein täglich. Unsere Nährstoffe enthalten zwei verschiedene Kohlenhydrate. Es handelt sich um die süßschmeckenden Zucker und um die Stärke. Letztere haben einen faden Geschmack, und sie sind in den Produkten enthalten, die aus Getreide gewonnen werden. Eine einfache Form des Zuckers ist die Glukose, ein Kohlenhydrat, das unsere Körperzellen zur Energiegewinnung benötigen.

Während der Verdauungsprozedur spaltet unser Körper Kohlenhydrate in Glukose oder Fruktose.

Verschiedenartige Proteine werden vom Körper produziert, die sich aus Aminosäuren zusammensetzen. Von den 20 verschiedenen im Protein enthaltenen Aminosäuren, können 8 von unserem Körper nicht hergestellt werden. Sie müssen ständig mit der Nahrung aufgenommen werden. Wenn nur eine der Aminosäuren ausfällt, ist der gesamte biochemische Ablauf im Körperhaushalt aus dem Gleichgewicht geraten.

Die verschiedenartigen Fette sind zu einem Reizwort geworden, wenn es um unser Normal- oder Ideal- und vor allen Dingen um das Übergewicht geht!

Fett besteht aus Glyzerinmolekülen, die an drei Fettsäuremoleküle gebunden sind. Wir unterscheiden zwischen festem Fett und flüssigen Ölen.

Die zum Verflüssigen von Fett notwendigen Temperaturen werden von den unterschiedlichen Fettsäuren, die jeweils in ihnen enthalten sind, bestimmt.

Ungesättigte Fettsäuren schmelzen bereits bei niederen Temperaturen. Wir finden solche in erster Linie in pflanzlichen Ölen.

Das Cholesterin – oder besser der Cholesterinspiegel des Blutes – ist für viele bewußte Esser unter uns bereits zu einem Begriff geworden.

Es ist vielfach bekannt, daß Cholesterin in fettem Fleisch, in Eigelb, in der Butter und in Sahne anzutreffen ist. Es besteht die berechtigte Vermutung, daß erhöhte Cholesterinwerte im Blut die Arterienverkalkung und Herzerkrankungen fördern und daß es zur Bildung von Gallensteinen kommen kann.

Wenn wir also unserem Körper ein Überangebot an Nahrung bieten, das er nicht völlig in Wärme und Aktivität umsetzt, wird der Überschuß raumsparend als Fett eingelagert – es handelt sich hierbei um die Triglyzeride. Da unser Organismus auch ein Überangebot an Proteinen und Kohlenhydraten in Fett umwandelt, handelt es sich um keine Diät, wenn wir einzig auf die Zufuhr von Fett durch Nahrung weitestgehend verzichten.

- Es geht hier um die Einsicht: Nahrung, die wir erst gar nicht aufnehmen, macht uns auch nicht dick!

Schon seit einigen Jahren wird der Streit um den Genuß von Butter oder Margarine mehr oder weniger heftig von wirtschaftlichen Interessengruppen geführt. Über die mangelnde Fairneß braucht sich niemand zu ereifern – die ist im harten Geschäft gang und gäbe. Aber auch die Wissenschaftler sind zu eindeutigen Aussagen, in diesem Zusammenhang, häufig nicht in der Lage.

Ich meine, wer ernährungsbewußt und maßvoll lebt, braucht nicht unbedingt zum fanatischen Margarineesser zu werden – er darf sich ruhig das köstliche Butterbrot leisten, ohne sofort erhöhte Cholesterinwerte zu fürchten, denn das Cholesterin in Maßen ist eine Komponente, die unser Körper benötigt.

Wer auf die ›versteckten Fette‹ in der Wurst und im Fleisch, in Käse, Knabbergebäck, in Erdnüssen und Chips achtet, der kann sich das Fett, das er sich auf das tägliche Brot streicht, nach Belieben und Geschmack aussuchen.

Wir müssen uns vor allem klarmachen:

- Der individuelle Energieverbrauch des Menschen ist von vielen Tatsachen abhängig.
- Körperliche Arbeit oder sportliches Training bedeuten Energieverschleiß.

- Geistige Arbeit und eine sitzende Tätigkeit erfordern ein geringeres Maß an Energie.
- Kleine Menschen haben bei gleicher Arbeit einen geringeren Energieaufwand als Großgewachsene.
- Kinder, Heranwachsende, Schwangere und stillende Mütter benötigen ein Mehr an Kalorien.
- Im mittleren Lebensalter benötigen wir nur ca. halb so viel Energie wie in der Jugend.

Es wäre unsinnig, von allem nur einfach weniger zu essen, um gesund und schlank zu sein und zu bleiben. Auf keinen Fall dürfen Lebensmittel von unserem Speiseplan gestrichen werden, die lebenswichtige Vitamine, Spurenelemente und Mineralstoffe enthalten. Um diese Todsünde wider ein langes und gesundes Leben zu verhindern, müssen wir uns genauestens informieren.

VI

Was bewirken die Vitamine in unserem Körper?

Als im Jahre 1912 der Chemiker Kasimir Funk in den Reisfruchthüllen eine Substanz fand, die BeriBeri heilen konnte – wurde diesem neuen Mittel der Name ›vita-amine‹ gegeben. Aus dieser ersten Bezeichnung wurde dann das Wort ›Vitamin‹.

Bis zum heutigen Tag wurden mehr als 20 verschiedene Vitamine entdeckt und die Forschung auf diesem Gebiet geht weiter.

Die bisher entdeckten Vitamine werden in zwei große Gruppen eingeteilt. Es handelt sich um die fettlöslichen mit den Bezeichnungen: A, D, E, V und K. Zu den wasserlöslichen Vitaminen werden die des B-Komplexes und das Vitamin C gezählt. Wasserlösliche Vitamine kann der Körper nicht speichern, er muß sie täglich neu aufnehmen. Die fettlöslichen Vitamine sind vom Organismus nur dann zu verwerten, wenn die Nahrung gleichzeitig Fett enthält.

Vitamine sind äußerst empfindlich. Einige werden durch Sauerstoff zerstört, andere vertragen keine Hitze, wie z. B. das Vitamin C, das weder längeres Wässern noch andauerndes Kochen übersteht. Durch Erhitzen und Kochen werden die Vitamine B_1 und B_2

angegriffen, auch die Einwirkung des Lichtes zerstört ihre Wirkung.

Sauerstoff zerstört das Vitamin A, und durch die Nähe anorganischen Eisens wird das Vitamin E wirkungslos.

Einen ausführlichen Bericht über das Wirkungsspektrum der unterschiedlichen Vitamine und die Erörterung der Frage, welche Vitamingaben der Mensch tatsächlich benötigt, wird im Verlauf dieses Buches noch ausführlich berücksichtigt. Nur auf das Vitamin C richten wir vorab unser Augenmerk, weil es bei der ›Köhnlechner-Trenndiät‹ einen bevorzugten Platz einnimmt.

DAS VITAMIN C IN VERBINDUNG MIT DER ›KÖHNLECHNER-TRENNDIÄT‹

Wir wissen heute schon eine ganze Menge über das Vitamin C – allgemein bekannt ist bereits, daß Vitamin C die Erkältungskrankheiten bessern kann und daß es bei diesen Beeinträchtigungen als entscheidende Vorbeugung gilt.

Schon im Jahre 1760 gab es auf englischen Schiffen eine Bestimmung, daß ein gewisses Kontingent an Zitronen für die Besatzung da sein mußte, um der Vitaminmangelkrankheit Skorbut zu begegnen – die auch ›Scharbock‹- oder Schiffskrankheit genannt wurde.

Schon lange ist bekannt, daß Skorbut auftritt, wenn nicht mit der täglichen Kost Obst, Gemüse oder grüne Kräuter angeboten werden. Sauerkraut war in vielen Fällen das rettende Heilmittel, dessen sich z. B. der große Seefahrer James Cook erfolgreich für seine Mannschaft bediente, was deshalb zur Nachahmung anspornte. An Stelle des Sauerkrautes wurde auch Weißkrautsalat verwandt, der mit Zitronensaft angereichert wurde, um den Mangel zu beheben. Schon im Mittelalter hatte ein Arzt mit dem Namen Cartier herausgefunden, daß ein Extrakt aus Tannen- und Kiefernknospen ein Heilmittel gegen Skorbut und seine unangenehmen Folgeerkrankungen darstellt. Viele Jahre später bewiesen Forschungen, daß die Knospen von Nadelhölzern einen hohen Gehalt von Vitamin C aufweisen.

Das ist der Grund dafür, daß Tannenknospensirup, wenn er mit rohem Saft hergestellt wird, eine doppelte Wirkung hat. Bei Katarrh beeinflußt er die Schleimhäute und bewirkt eine schnelle Heilung. Zugleich hebt er den Allgemeinzustand, der Gehalt an Vitamin C ist dafür verantwortlich. Sehr viele Wildfrüchte sind reich an Vitamin C, so z. B. Berberitzen, Hagebutten und Sanddorn – Hagebutten enthalten außerdem wertvolle Spurenelemente, von denen das Magnesium im Zusammenhang mit der ›Köhnlechner-Trenndiät‹ bedeutsam ist. Aber nicht nur die Wildfrüchte, auch Wildsalate besitzen in hohem Maße Vitamin C und Spuren von Magnesium. Es handelt sich um Löwenzahn-, Brunnenkresse-, Brennesselschößchen- und Bärlauchsalat. An diesen vitaminspendenden und kostenlosen Geschenken der Natur gehen wir modernen Menschen leider achtlos vorüber.

Was bewirkt das Vitamin C in unserem Körper? Vitamin C ist zur Bildung und Gesunderhaltung des Bindegewebes notwendig. Fehlt es an diesem lebenswichtigen Stoff, werden nicht nur das Stütz- und Bindegewebe, sondern auch Sehnen, Knorpel und Blutgefäßwände geschwächt. Es können Viren und Bakterien eindringen, und es entstehen Infektionen. Das Vitamin C unterstützt den Körper in der Abwehr derartiger Eindringlinge.

Sogenannte Antikörper werden in unserer Leber produziert. Sie aber brauchen dringend Vitamin C, um aktiv zu sein. Das Vitamin C sorgt für ein gesundes Wachstum der Knochen, und es ist unentbehrlich bei der Heilung von Knochenbrüchen. Ist in unserem Körper nicht genügend Vitamin C vorhanden, werden die Knochen weich und porös, und es kommt bei Stürzen sehr leicht zu Frakturen.

Bei Vitamin-C-Mangel stellen sich Veränderungen der Zähne und des Zahnfleisches ein, und es kommt zu der gefürchteten Karies. Die Zähne werden länger und verlieren ihren festen Halt, es entstehen Zahntaschen, in denen sich Bakterien ansammeln können, die Infektionen und Eiterungen hervorrufen können.

Das Vitamin C ist ausgesprochen wichtig für unser Blutversorgungsnetz. Es handelt sich um feine Äderchen – die sogenannten Kapillaren –, die bei Vitamin-C-Mangel in ihrer Funktion außerordentlich beeinträchtigt werden. Das heißt, sie werden dünnwandig und durchlässig, das Blut entweicht z. B. in Gelenke, Gewebe und in das Knochenmark, und es kann auf diese Weise zu rheumatischen Erkrankungen kommen.

Durch das Netz feiner Äderchen – eben der Kapillaren – gelangen Sauerstoff und Nahrung in die Zellen unseres Körpers, sie nehmen andererseits von dort Abfallstoffe mit. Ist die Nahrungs- und Sauerstoffaufnahme der Zellen gestört, sterben sie ab. Diese toten Zellen sind nicht mehr immun gegen Bakterien, die sich in unserem Blutkreislauf befinden. Sie können zu anderen Körperteilen Zugang finden und auf diese Weise die Nieren oder das Herz und die Gelenke bevölkern. Es kann zu Nierenerkrankungen, zu Herzleiden oder auch Arthritis kommen.

Menschen, die leicht blaue Flecke bekommen, bei denen unstillbares Nasenbluten auftritt, haben meistens durchlässige Kapillaren. Durch eine gezielte Vitamin-C-Zufuhr ist Hilfe möglich.

Vitamin-C-Gaben haben bei der Behandlung von Patienten mit grauem Star wesentliche Besserungen zur Folge gehabt. Auch Hornhautgeschwüre heilten unter einer gezielten Vitamin-C-Behandlung leichter ab. Das Vitamin C ist auch für eine ungestörte Harnausscheidung verantwortlich.

Reichlich Vitamin C enthalten folgende Nahrungsmittel:

Vollmilch und alle Milchprodukte

grüne Blattgemüse (Mangold, Spinat, Grünkohl, grüne Bohnen)

außerdem folgende Gemüse: Blumenkohl, Paprika, Tomaten, Zwiebeln, Kartoffeln

grünblättrige Salate: Feldsalat, Kresse und Wildsa-

late (Löwenzahn, Brunnenkresse, Brennesselschößchen, Bärlauch)
Obstsorten (schwarze Johannisbeeren, Orangen, Zitronen, Stachelbeeren, Hagebutten, Berberitzen)

Fassen wir zusammen:

- Das Vitamin C mobilisiert die körpereigenen Abwehrkräfte und erhöht die Widerstandskraft unseres Organismus gegen Infekte aller Art.
- Das Vitamin C fördert die Bildung von Stützgewebe (Knochen, Knorpel, Bindegewebe)
- Das Vitamin C beeinflußt die Bildung von roten Blutkörperchen, und es regt, nach neuesten Forschungsergebnissen, die Bildung von Interferon in unserem Körper an. Es handelt sich dabei um einen Schutzmechanismus der Zellen gegen eingedrungene Viren.
- Vitamin C gilt als stärkste Waffe gegen den Herzinfarkt.

VII

Die notwendigen Spurenelemente – Mineralstoffe in unserem Körper

WICHTIGER HINWEIS AUF DAS MAGNESIUM IN BEZUG AUF DIE ›KÖHNLECHNER-TRENNDIÄT‹

Die Grundnährstoffe sind uns ein Begriff, von den Vitaminen wissen wir, daß sie für unseren Körper unerläßlich sind, aber über die Mineralstoffe wissen wir in den meisten Fällen noch sehr wenig.

Der Organismus benötigt Eisen, und das ist im Spinat enthalten ... so heißt es noch immer – und Generationen von Babys und Kleinkindern wurde von besorgten Müttern der Spinatbrei eingelöffelt, ob sie sich nun dagegen wehrten oder nicht.

Es ist wahr, daß ein ausgewogenes Zusammenwirken der Nährstoffe, Vitamine und auch der Mineralstoffe unseren Körper gesund und leistungsfähig erhält und ein ungestörtes Wachstum garantiert.

Mit dem Spinat als Babykost ist es allerdings längst nicht getan.

Die unterstützende Wirkung der Spurenelemente ist die Voraussetzung für den Ausgleich des Säure-

Basenhaushaltes in unserem Körper. Wenn wir die ›Köhnlechner-Trenndiät‹ kennenlernen, wird noch häufig von dieser Säure-Basenausgewogenheit oder deren Ungleichgewicht die Rede sein.

Die Mineralstoffe sind mitverantwortlich für einen kräftigen Knochenbau und für das normale Funktionieren unseres Nervensystems. Sie sind an der ökonomischen Nahrungsauswertung beteiligt, und ihre Mitwirkung für das Funktionieren der Verdauung ist unerläßlich.

Zirka 5 Prozent unserer Körpermasse bestehen aus Mineralstoffen. Sie sind in allen Geweben anzutreffen, in der Körperflüssigkeit, hauptsächlich aber im Skelettsystem, in den Zähnen und Knorpeln.

Die Entfaltung und Erhaltung der vollen Leistungsfähigkeit unseres Körpers ist von Mineralstoffen, den Spurenelementen entscheidend geprägt. Es handelt sich um unsere Jugendlichkeit, die Spannkraft, die wir uns möglichst lange erhalten möchten, um die Antriebskräfte unseres Körpers und die Aufnahmebereitschaft unseres Gehirns.

Von der Wirkungsweise der verschiedenen Mineralstoffe wird im Verlaufe dieses Buches noch ausführlich die Rede sein. Für die ›Köhnlechner-Trenndiät‹ ist das Mineral Magnesium außerordentlich wichtig, darum soll dieses Spurenelement vorrangig behandelt werden.

Das Magnesium mobilisiert diejenigen Enzyme, die speziell für die Verarbeitung und Auswertung des Fettes, der Kohlenhydrate und vor allem der Proteine in unserem Stoffwechsel benötigt werden. Das Magnesium ist an der Regulierung unserer Körpertemperatur beteiligt, und es sorgt für eine ungestörte und gesunde Abfolge der Muskeltätigkeit.

Als Folge von Magnesiummangel können Muskelkrämpfe, Schwächeanfälle und – wie noch nicht sehr lange bekannt ist – Depressionen auftreten.

Da das Herz ein Muskel ist, sind Störungen der Herzkontraktionen auf Magnesiummangel zurückzuführen. Neueste Erkenntnisse der Wissenschaftler haben ergeben, daß das Spurenelement Magnesium im Kampf gegen den Herzinfarkt und für die Gesunderhaltung des Herzens von eminent wichtiger Bedeutung ist.

Magnesium kommt in unserem Körper in geringen Mengen vor, und es gilt seit Jahren als besonders wichtiges Spurenelement. Es tritt in Verbindungen mit Phosphor und Kalzium auf und ist darum in unseren Knochen anzutreffen. Das gilt für 50 Prozent unseres körpereigenen Magnesiumgehaltes. Die andere Hälfte befindet sich in unseren Muskeln und in den roten Blutkörperchen.

Magnesium kommt in unserer täglichen Normalkost vor. Magnesiumhaltig sind grüne Gemüse wie: Grünkohl, Mangold, Spinat und außerdem viele Meeresfrüchte und Fleischsorten. Magnesium ist enthalten in Kakao, Nüssen, Sojabohnen, Getreideprodukten, Hülsenfrüchten und in der Milch.

Einige Erkrankungen können die Auswertung des Minerals Magnesium von unserem Körper beeinträchtigen. Dazu gehören vorrangig die Zuckerkrankheit, Störungen der Nebenschilddrüse und Erkrankungen der Nieren. Bei Alkoholmißbrauch und chronischer Trunksucht ist die Absorption des

Magnesiums aus der täglichen Kost nicht ausreichend gewährleistet.

Die Köhnlechner-Trenndiät legt großen Wert auf eine ausreichende Versorgung unseres Körpers mit Vitamin C und mit dem Mineral- oder Spurenelement Magnesium.

Neueste medizinische Forschungsergebnisse besagen, daß ein Hörsturz, ein ›Infarkt des Innenohres‹, mit Magnesium behandelt werden kann. Magnesiumspritzen werden nicht nur in den USA, sondern auch von deutschen Ärzten bei der Bekämpfung des Hörsturzes mit wirksamen Resultaten angewandt.

Sechs bis acht Magnesiuminjektionen in die Armvene sollen in den meisten Fällen genügen, um Hörsturzpatienten innerhalb von drei Wochen wieder völlig herzustellen.

Diese Nachricht beweist, wie sehr Spurenlemente, insbesonders das Magnesium, für unseren streßgeplagten Körper von Wichtigkeit sind.

VIII

Grundlagen und Erkenntnisse der Trennernährung

Eine Ernährung, die unseren Körper ein Leben lang gesund erhält, die sättigt und uns gleichzeitig optimalen Genuß bereitet, wäre eine der besten Erfindungen der Welt.

Einen Beitrag in dieser Richtung könnte die Köhnlechner-Trenndiät bieten, die als wohlschmeckende, gesunde und sättigende Nahrung dem etwas abgegriffenen Wort ›Diät‹ das Schmälernde oder zum Verzicht Animierende nimmt!

Die Köhnlechner-Trenndiät hat sich an der Herstellung des Gleichgewichtes von Säuren und Basen orientiert. Diese benötigen in unserem Körper ein ganz bestimmtes Milieu. »Weil aber alles im Leben Elektrizität ist, muß auch das Lebensmilieu von Kraftfeldern geprägt sein. Der Säure-Basen-Haushalt ist demgemäß mit der Spannung der Elektrizität im Stromnetz einer Stadt vergleichbar. Über- oder Untersäuerung (alkalisches Milieu) bewirken eine zu hohe oder zu geringe Spannung. Die Ernährung kann nun säure- oder basenbildend wirken. Messungen haben gezeigt, daß sich jene Ernährung am günstigsten auf das Gleichgewicht von sauer und alkalisch auswirkt, die zu etwa einem Fünftel aus säurebildender und zu den übrigen vier Fünfteln aus basenbildender Ernährung besteht.

Zur Korrektur des Säure-Basen-Haushalts empfehlen einige Ärzte die Haysche Trennkost, bei der Eiweiß und Kohlenhydrate getrennt gegessen werden. Bei uns ist die abgeschwächte Form nach Dr. Walb gebräuchlich, bei der nur die konzentrierten Eiweiß- und Kohlenhydratträger getrennt werden.«

Der Köhnlechner-Trenndiät liegt dieser Gedanke und die Managerdiät zugrunde, von der es heißt:

1. Sie muß unschädlich sein.
2. Sie muß für jeden geeignet sein, wobei trotzdem unbedingt vorher der Hausarzt konsultiert werden soll.
3. Es ist ein zusätzlicher therapeutischer Effekt wünschenswert.
4. Sie soll einfach durchführbar und
5. sie soll spürbar und sichtbar wirksam sein und kein entmutigend langsames, grammweises Abmagern sein und
6. sie soll einfach einzuhalten sein.

Einziger Vorbehalt: Die Köhnlechner-Trenndiät ist ungeeignet bei Gicht und bei Nierenkrankheiten.

Der Erfolg der Köhnlechner-Trenndiät, um unser Normal- oder Idealgewicht zu erreichen und unseren Körper gleichzeitig von Ballast- und Giftstoffen zu befreien, liegt im strikten, täglichen Angebot von 60 Prozent Eiweiß, 10 Prozent Kohlenhydraten und 30 Prozent Fett. Hinzu kommen bei dieser Diätform der

Obstessig und Vitamingaben und die Berücksichtigung von magnesiumhaltiger Kost.

- Die Einschränkung der täglichen Kalorienzahl auf eine ganz bestimmte Menge ist dann nicht geboten, wenn die Eiweißernährung den Hauptanteil der täglichen Kost bietet.
- Das heißt, es ist gleichgültig, ob das Steak kleiner oder größer ist – Hauptsache, es handelt sich um tierisches, hochwertiges Eiweiß.
- Oberstes Gebot der Köhnlechner-Trenndiät ist: VIEL EIWEISS, WENIGER FETT UND GANZ WENIGE KOHLENHYDRATE.

Dr. Manfred Köhnlechner sagt dazu: »EINE FREUDLOSE DIÄT IST ZUM SCHEITERN VERURTEILT. MEINE DIÄT BEMÜHT SICH, MIT EINEM MINIMUM AN VERBOTEN AUSZUKOMMEN UND EIN MAXIMUM AN GENUSS ZU ERLAUBEN.«

Die Köhnlechner-Trenndiät besteht darin, die täglichen Kohlenhydrate alleine nur zum Frühstück in Form von Brot oder Brötchen zu essen und im Laufe des weiteren Tages auf die Kohlenhydrate zu verzichten. Gewiß sind in vielen Gemüsen und Salaten auch Kohlenhydrate anzutreffen, aber – und das ist wichtig – nicht in konzentrierter Form.

EIN WORT ZUM OBSTESSIG

Da das Obst einen relativ hohen Kohlenhydratanteil aufweist, wird auf die Dauer der Köhnlechner-Trenndiät auf Obst – bis auf ganz geringe Ausnahmen – verzichtet, auch wenn Ihnen das unverständlich erscheinen sollte!

Die Ausnahmen sind die Grapefruit, Stachelbeeren oder Wassermelone. Wer absolut zum Nachtisch z. B. Erdbeeren essen möchte, sollte diese nur mit Süßstoff süßen!

Der Obstessig gilt als Ausgleich für das Gebot: Obstverzicht! Dieser enthält, wenn er aus ganzen und ausgereiften Äpfeln hergestellt wird, alle Mineralstoffe, die der Körper nötig braucht.

Der Obstessig ist außerdem unerläßlich bei der Verbrennung des Körperfettes und bewirkt damit eine milde Gewichtsabnahme, außerdem ist er für das Wohlbefinden, insbesondere für die Verdauung, von großem Wert!

Obstessig schmeckt besser, als Sie denken!

Er erfrischt, seine Wirkung ist belebend – vergessen Sie den Begriff ›Essig‹ dabei, außerdem hilft Ihnen das alte Hausrezept bei der Neutralisierung von Säuren und Basen in Ihrem Körper. Und so wird es gemacht: Sie nehmen jeden Morgen auf nüchternen Magen, gleich nach dem Aufstehen, ein bis zwei Eßlöffel Obstessig und einen Kaffeelöffel Honig in einem Glas Wasser verrührt ein.

Sie nehmen jeden Abend – vor der letzten Mahlzeit – ein bis zwei Eßlöffel Obstessig in einem Glas

Wasser verrührt ein. Sie verzichten auf den Honig, denn zum Abendessen sind die Kohlenhydrate nicht erlaubt.

Die Methode mit der Einnahme des Obstessigs ist keineswegs eine moderne Marotte, sondern es handelt sich um ein sehr altes Hausmittel, das viele Jahre vergessen wurde. Sie können den Obst- oder Apfelessig in jedem Reformhaus kaufen. Auch wenn es heute noch immer Menschen gibt, die glauben, daß ein Reformhaus nur eine Sache für exzentrische Naturapostel ist, sollte man diesen Irrtum vergessen, denn ein Weg ins Reformhaus ist sicher angenehmer als ein Krankenhausaufenthalt. Der Obstessig wurde von dem amerikanischen Arzt Dr. D. C. Jarvis wiederentdeckt, und er spricht von diesem alten, neuen Mittel als ›Lebenselixier‹. Läßt man die Euphorie fort, bleibt noch genügend von seiner Wirksamkeit für unseren Stoffwechsel übrig – und das nicht nur für eine gewisse Zeit der Diät.

Außer dem Kalium enthält der Obstessig auch alle anderen Mineralien, die unser Körper benötigt. Es handelt sich um Calcium, Magnesium, Natrium, Phosphor und Chlor sowie Eisen, Schwefel, Fluor und die Spuren vieler anderer Mineralien.

Heranwachsende und vor allem schwangere Frauen haben einen erhöhten Bedarf an Spurenelementen. Werdende Mütter erleben die Unordnung in ihrem Säure-Basen-Haushalt, in dem sie urplötzlich Heißhunger auf saure Gurken bekommen. Der Obstessig wäre für sie besser geeignet, denn er sorgt zuverlässig für die Neuordnung des Säure-Basen-Gleichgewichtes. Er ist für Schwangere ausgesprochen wichtig. Sie können den Obstessig zum Anmachen von Salaten nutzen, und in Verbindung mit etwas Honig führt er dem Körper alle Vitamine und Spurenelemente zu, die unser Körper während der Köhnlechner-Trenndiät benötigt.

Die Trenndiät hat neben dem Gebot, das Säure-Basen-Gleichgewicht unseres Körpers herzustellen, einen ebenso wichtigen Grundgedanken. Durch die Reduktion der Kohlenhydratzufuhr und durch das verringerte Fettangebot wird der Organismus angeregt, eingelagertes Depotfett anzugreifen – d. h., er verbraucht Energie aus den eigenen Reserven.

Durch die Köhnlechner-Trenndiät können Sie darum zirka zweieinhalb Pfund in einer Woche verlieren, ohne zu hungern und ohne Verzicht zu üben.

Sie sollten die Köhnlechner-Trenndiät höchstens vier Wochen, mindestens aber 14 Tage durchhalten und nach einer Pause von vier Wochen, in der Sie zu Ihrer Normalkost zurückkehren können, wieder mit der Köhnlechner-Trenndiät beginnen. Es ist wichtig, daß Sie Ihren Arzt befragen, denn jede Diät bedeutet eine Umstellung des Stoffwechsels!

Bedenken Sie die Vorteile der Köhnlechner-Trenndiät:

- Durch einen relativ hohen Kalorienanteil kommt es zur Sättigung, Sie nehmen aber trotzdem ab!
- Fettbildung findet nur dann statt, wenn Sie Fett und Kohlenhydrate miteinander bei einer Mahlzeit vermischen!
- Fettbildung findet indirekt auch dann statt, wenn eine übermäßige Eiweißzufuhr in Verbindung mit

fettreicher Kost den Körper anregt, unverbrauchtes Eiweiß in Fett umzuwandeln.

- Die Köhnlechner-Trenndiät fordert, die wenigen Kohlenhydrate am Morgen zu sich zu nehmen, dann, wenn sie schnell verbrannt werden und keinen Ballast bilden können.

Es gibt genügend warnende Stimmen, die behaupten, daß eine kohlenhydratfreie oder weitestgehend kohlenhydratarme Kost für unseren Organismus schädigend sein könne.

- Bedenken wir in diesem Zusammenhang aber, daß die Grundnährstoffe Kohlenhydrate, Fett und Eiweiß als Energiespender von unserem Körper so genutzt werden, daß sie gegeneinander austauschbar sind.
- Es ist dem Organismus ohne Mühe möglich, sich aus dem gekürzten Angebot das zu holen, was er benötigt.
- Allerdings sollte die ›Austauschflexibilität‹ des Körpers nicht überstrapaziert werden.

Der Mangel an hochwertigem Eiweiß macht sich in unserem Körper am ehesten bemerkbar, das Angebot an Fett ist getrost gering zu halten, wenn ein Minimum an Linolsäure angeboten wird. Am ehesten kann unser Körper die Kohlenhydrate entbehren, denn er besorgt sich seine Energie aus dem Fett- und Eiweißanteil der Kost und aus dem klein bemessenen Kohlenhydratanteil, der für eine bestimmte Zeit der Diät vollkommen ausreichend ist.

Die oft geäußerte Befürchtung, daß es durch ein verringertes Kohlenhydratangebot zu einem Glukosemangel unseres Körpers, speziell aber unseres Gehirns kommen könnte, ist auch zu entkräften.

Denken wir nur an die Eskimos, die vornehmlich von Fisch und Fleisch leben, sehr leistungsfähig sind und bei denen weder Diabetes noch Krebs, noch Magengeschwüre – statistisch betrachtet – in dem Maße auftreten, wie in unseren Breiten und bei unserer mehr oder weniger gesunden Normalkost.

Auch hier ist der Einwand einiger Wissenschaftler nicht zu überhören, daß eine nicht miteinander zu vergleichende Lebensweise und extrem andere klimatische Verhältnisse auch unterschiedliche Anforderungen an die Ernährung der Menschen stellen.

Dr. Manfred Köhnlechner schreibt in seinem Band ›Die Managerdiät‹: »Immerhin gibt es einen ganz vernünftigen Mann, Dr. Alain Bombard, der in einem Boot den Atlantik überquerte und keine Lebensmittel mitnahm. Er lebte wochenlang von den Fischen, die er aus dem Atlantik fing.

Er kam schlank und gesund auf der anderen Seite des Ozeans an und litt nicht im geringsten an Glukosemangel im Gehirn. Er führte in extremer Form einen Teil meiner Diät durch: er ernährte sich hauptsächlich von Eiweiß, etwas Fett und so gut wie keinem Kohlenhydrat.

Wer keine Kohlenhydrate zu sich nimmt und Glukose benötigt, holt sich die Glukose eben aus dem Eiweiß.

Eine unanfechtbare wissenschaftliche Begründung

für die Vorgänge, die bei einem KH-Entzug in dem Stoffwechsel eintreten, ist bis heute noch nicht gefunden worden. Die nächsten Jahre werden einen beachtlichen Wandel in den bisher gültigen ernährungswissenschaftlichen Grundsätzen bringen.«

Fassen wir zusammen:

- Übergewicht, Herzinfarkt, Bluthochdruck, Gefäßleiden und Arteriosklerose ließen sich weitgehend vermeiden, wenn wir das chemische Gleichgewicht unseres Körpers beachteten, unsere Nahrung darauf ausrichteten und ein Normal- bzw. Idealgewicht anstreben würden.
- Die Köhnlechner-Trenndiät beruht auf der Erkenntnis, eiweißhaltige Nahrungsmittel wie Fleisch und Fisch, Eier- und Milchprodukte nicht mit kohlenhydratehaltigen Speisen wie Reis und Nudeln gemeinsam zu genießen.
- Bei der Köhnlechner-Trenndiät gibt es kein strenges Mahlzeitenprogramm, das Punkt für Punkt befolgt werden muß! Geschmack und Neigung entscheiden über ihren Speiseplan, nur Kohlenhydrate wie Brot, Kartoffeln, Mehlspeisen und Hülsenfrüchte sind während der Kur zu eiweißhaltigen Nahrungsmitteln mittags und abends nicht erlaubt.
- Anhand der Nährwerttabelle können Sie sich informieren, was für Sie empfehlenswert und was für Sie ungeeignet ist.

- Eiserne Pflicht ist es allerdings: Morgens und abends den Obstessig einzunehmen und Obstsäfte und Obst zu meiden!

Wer morgens nicht frühstücken möchte, kann die eingesparten Kohlenhydrate für ein zweites Frühstück aufbewahren oder am Nachmittag eine Vesper einlegen – es wäre unsinnig, im Sinne der Diät, diese Kohlenhydrate auf die Mittags- und Abendmahlzeit zu verteilen.

- Tierische Nahrungsmittel sind bei der Köhnlechner-Trenndiät fast unbeschränkt erlaubt – allein bei Vollmilch und fettem Käse, vor allem bei fettem Fleisch, ist Vorsicht geboten.
  Weichen Sie vor allem auf fettarme Wurstsorten aus!
- Sie essen mit Verstand – die Köhnlechner-Trenndiät verschafft Ihnen ein völlig neues Ernährungsbewußtsein! Sie können schlemmen – Sie müssen es nur mit den richtigen Nahrungsmitteln tun!

Bitte bedenken Sie in diesem Zusammenhang, wer eine gute Hand voll Haselnußkerne ißt, das sind ungefähr 100 Gramm, hätte ebenso sechs Kilo Kalbsbraten zu sich nehmen können, denn der Fettanteil dieser Menge ist ebenso hoch wie der von den Haselnüssen!

Auch hätte er ebensogut acht Kilo rohe Gurken verzehren können; diese hätten den gleichen Fettanteil wie 100 Gramm Haselnußkerne.

- Die Köhnlechner-Trenndiät bedeutet für Sie nicht nur eine Ernährungsumstellung, Sie sollten auch Ihr Eßverhalten nach der Kur überdenken, denn Sie essen ja bewußt und mit Verstand.

Überlisten Sie sich mit einem optischen Trick: Essen Sie nur von einem kleinen Teller, denn das Auge ißt mit, und das registriert beim Anblick des Tellers zufrieden: Er ist reichlich gefüllt!

Wenn Sie mögen, stillen Sie Ihren Heißhunger vor jeder Mahlzeit mit einer Portion Salat, je nach Geschmack und Angebot, den Sie mit Pflanzenöl und etwas Essig und reichlich Kräutern anmachen.

Essen Sie in Ruhe, nehmen Sie sich viel Zeit, meiden Sie das Zeitunglesen oder das Fernsehen während des Essens! Lediglich harmonische Gespräche im Familienkreis fördern den Genuß!

- Kauen Sie jeden Bissen 32mal und genießen Sie ihn!
- Machen Sie nach jedem Bissen eine Pause!

So sind Sie auf dem besten Wege, ein Feinschmecker und Genießer zu werden, denn Essen ist zwar eine Notwendigkeit, aber auch eine Lust!

- Verbannen Sie die ›Verführer‹ während der Diät aus Ihrer Umgebung – damit sind Kuchen, Pralinen, Schokolade, Konfitüre und alle anderen zukkerhaltigen Nahrungsmittel gemeint!

Wir essen zuviel vom Falschen, nicht die Nahrungsmenge im allgemeinen macht uns übergewichtig!

Der Zucker, vor gar nicht langer Zeit ein wertvolles Gewürz, das von der Hausfrau fürsorglich in verschlossenen Gefäßen, ja sogar in einer Silberdose aufbewahrt wurde, ist heute ein alltägliches und jederzeit erreichbares Nahrungsmittel geworden. Ein paar Würfel Zucker im Tee oder Kaffee schaffen mit der Zeit und ganz nebenbei einige Pfunde an Bauch, Hüften und Schenkeln, die wir uns leicht schenken könnten.

Unser ›Zuckerberg‹ wächst Jahr für Jahr um einige Kilogramm im Pro-Kopf-Verbrauch, und es wird befürchtet, daß er auch in Zukunft wachsen wird, denn wir haben keine Bremse in uns, die uns verbietet, Süßes zu essen. Wir werden süchtig, ohne jedoch süchtig zu sein. Der Grund ist: Zucker besteht zu 99,8 Prozent aus reinen Kohlenhydraten – er ist somit fast ausschließlich kohlenhydrathaltig.

Süßes löst Lustgefühle aus! Zucker zergeht angenehm auf der Zunge, er schmeckt besonders gut in Verbindung mit Mehl, Fett und Milch. Zucker kann Traurige trösten und Heitere noch glücklicher machen. Hinzu kommt die Notwendigkeit, daß unser Körper ein gewisses Maß an Kohlenhydraten braucht. Alle Aufrufe zur Einschränkung oder zum Verzicht beim Zuckerverbrauch verhallten wirkungslos. Seit Beginn der Menschheit existieren die Träume vom Paradies und vom Schlaraffenland ... dort, wo Milch und Honig fließen, die uns ein langes

Leben versüßen können. Nicht von Steaks war die Rede, auch nicht von Spargel oder vom Wein ... es war die Rede von Süßem, vom Honig. Dieser Traum wurde erst vor 50 Jahren für uns zur Wirklichkeit. Dabei haben wir ganz klein angefangen. Im Jahre 1924 standen noch 16 Kilogramm Zucker für jeden Deutschen zur Verfügung – also ein reichliches Kilo pro Monat. Einige Jahre darauf begann der ununterbrochene Anstieg, nur unterbrochen von den Hungerjahren des Zweiten Weltkriegs. Heute verbraucht jeder Deutsche jährlich ca. 40 Kilogramm Zucker – einen guten Dreiviertelzentner. Es ist wenig tröstlich, daß in unseren Nachbarländern noch mehr Pralinen, Schokolade, Marmelade und Sahnetorten gegessen werden. Jeder Holländer z. B. ißt zehn Kilogramm Süßes mehr im Jahr. Auch in den skandinavischen Ländern und in den USA schwelgt man noch mehr in Zuckergenüssen als bei uns. Aber, und das ist der entscheidende Punkt, dort sind die Stoffwechselerkrankungen, die Herzinfarkte und die anderen Folgeerscheinungen des Übergewichts, statistisch betrachtet, noch mehr vertreten als bei uns. Wir sollten aus diesen Erfahrungen lernen und das ›süße Leben‹ nicht mit der Krankheit unseres Körpers bezahlen!

Wir können auf kalorienfreien Süßstoff in fester oder flüssiger Form zurückgreifen.

Die Angst, bei der Verwendung dieser Süßstoffe womöglich krebserzeugende Substanzen zu sich zu nehmen, ist unbegründet – zumindest gibt es darüber keine unanfechtbaren Forschungsergebnisse. Krebsbegünstigende, bestimmte Süßstoffe machen immer wieder Schlagzeilen und verwirren den Verbraucher, ein Dementi in der Presse folgt dem anderen. Bislang ist die Verunsicherung in der Bevölkerung noch nicht vom Tisch.

Da jeder Zucker und jede Süßigkeit während der Köhnlechner-Trenndiät verboten sind, bleibt uns also nur die künstliche Süßkraft. Sie ist die einzige wirksame Tablette gegen das Übergewicht. Schlankheitspillen helfen den Umsatz der Hersteller zu vergrößern; keineswegs aber den Benutzern. Die Wirkung der Schlankheitspillen ist auf laxierende und entwässernde Substanzen zurückzuführen. Der Körper verliert zwar etwas Ballast, aber das Körperfett wird nicht angegriffen.

Ebenso einfach machen es sich die Hersteller von Abführmitteln. Es wird zwar ungern darüber gesprochen, es ist aber ein offenes Geheimnis: Nahezu 20 Millionen Menschen in der Bundesrepublik leiden unter Verstopfung, und ganz gewiß trägt an dieser Tatsache der übermäßige Genuß an reinem Zucker und Zuckerprodukten eine nicht unerhebliche Schuld. Die Vorstellung ist verbreitet, daß die Regulierung der Verdauung das Übergewicht in Grenzen halten kann. Die Nahrung wird ja beschleunigt ausgeschieden, sie verweilt nur kurz im Darm und hat darum keine Gelegenheit, Fettpolster zu produzieren. In dieser Annahme scheint das tägliche Abführmittel abgesegnet zu sein, und es wird millionenfach geschluckt nach dem Motto: ›Reichlicher Eßgenuß ohne Reue!‹

Man ißt bedenkenlos kalorienreiche, schwer verdauliche Speisen. Der Teufelskreis ist perfekt, denn das überreiche Nahrungsangebot und wiederum die

Regulierung der Verdauung richten auf die Dauer Schäden an.

Professor Ludwig Demling, Direktor der medizinischen Universitätsklinik Erlangen, warnt wie viele seiner Kollegen eindringlich vor der oberflächlichen Denkweise der von Darmträgheit Geplagten:

»Die ständige Einnahme von Abführmitteln zerstört die Struktur des Darms – dessen Funktionen werden geschädigt! Es kann daher zu schweren organischen Erkrankungen kommen.«

Das Problem Verstopfung kann mit Abführmitteln nur vorübergehend gelöst werden – eine grundlegende Umstellung der Nahrung ist notwendig!

Als eine weitere Möglichkeit, dem lästigen Übergewicht zu Leibe zu rücken, bieten sich die Appetitzügler – die ›Eßbremsen‹ – an. Viele rezeptfreie Präparate, die als hochwirksame Appetitbremsen angeboten werden, sind Arzneimittel, die das Verlangen nach Nahrung drastisch herabsetzen.

Die meisten der Appetitzügler reizen und erregen bei längerem Gebrauch das Zentralnervensystem und bewirken im Verlauf der Einnahme Unruhe, Schlaflosigkeit und Reizbarkeit. Einige Medikamente machen auch nachweislich süchtig, ein Nebeneffekt, den eigentlich niemand erwartet hatte.

Darum warnen die Ärzte:

- Appetitzügler sind schädlich und strikt abzulehnen.

Der natürlichste Appetitzügler ist die Beschränkung der Kohlenhydrate und eine reichliche Eiweißzufuhr.

IX

Mit ihr hat es angefangen: ›Die Haysche Trennkost‹

Die ›Haysche Trennkost‹ wird mit der Grundidee in Verbindung gebracht, Übergewicht zu verhüten und, wenn es vorhanden ist, abzubauen und das Stoffwechselgeschehen vorteilhaft zu beeinflussen. Der amerikanische Arzt Dr. Howard Hay propagierte seine Trennkostidee bereits kurz vor dem Zweiten Weltkrieg, im Jahre 1939.

Er war keineswegs ein Bio- noch Nahrungsmittelchemiker, er hatte sich als Mediziner Gedanken über die Ernährungsformen seiner Mitmenschen gemacht und die chemischen Abläufe im Organismus begründet, beobachtet und erläutert.

Es steht außer Frage, daß Dr. Howard Hay seiner Zeit weit voraus eilte, weil er versuchte, den Menschen Denkanstöße zu vermitteln, ihre eingebürgerten Ernährungsgewohnheiten zu revidieren und auf die Folgekrankheiten hinwies, die aufgrund falscher Ernährungsformen entstehen können.

So wurde die ›Haysche Trennkostidee‹ eine These, die vom Althergebrachten grundlegend abwich, die ihre Anhänger und auch entschiedenen Gegner fand, die heute aber zum Grundlagenwissen der Köhnlechner-Trenndiät gehört.

Es handelt sich um Überlegungen, die hilfreich sein können, schwerwiegende Ernährungsprobleme unserer Zeit zu verstehen, die Unwirtschaftlichkeit einer falsch ausgenutzten Ernährung zu begreifen.

Gewiß gibt es Bezüge zur Köhnlechner-Trenndiät unserer Zeit im grundsätzlichen – jedoch unterscheidet sie sich vor allem in der praktischen Anwendung in vielen Punkten.

Schließlich sind seit der Geburt der Trennkostidee von Dr. Hay über 40 Jahre vergangen!

Es gibt viele Beispiele dafür, wie sie von der Entwicklung unseres Zeitalters rasant überholt wurde. Es gibt inzwischen Antibiotika und eine Vielfalt von Heilmitteln der pharmazeutischen Industrie, die eine Besserung eines Leidens durch Medikamente statt durch eine bewußte Ernährung in den Hintergrund rückten!

Die Schulmedizin lehnte und lehnt den Gedanken und die Wirkung der Trennkost im allgemeinen ab – wie sie jeder Verfahrensweise der Naturheilkunde ablehnend, zumindest abwartend gegenübersteht.

Allerdings entspricht es der Logik – ob nun Schulmedizin oder Naturheilkunde –, daß unsere tägliche Nahrung die Grundlage für unser Wohl- und Mißempfinden ist, sie gewinnt immer mehr ausschlaggebende Bedeutung für Gesundheit und Krankheit, gerade in unserer Zeit!

Eine gesunde Ernährung mit Hilfe der ›Köhnlechner-Trenndiät‹ ist kein Zaubermittel, das uns ein langes beschwerdefreies Leben beschert und uns schlagartig von allen gesundheitlichen Beeinträchtigungen befreit; die ›Köhnlechner-Trenndiät‹ ist aber eine wirksame Möglichkeit, mit einer bewußten Ernährungs- und Lebensweise zu beginnen, und sie in unseren Alltag einzubeziehen.

Der Begriff ›Diät‹ beinhaltete sinngemäß bei den griechischen Philosophen, die sich der strengen Enthaltsamkeit verschrieben, nicht etwa ›Gesundkost‹, sondern Lebensweise. Die Philosophen Sokrates, Plato und Epikur legten großen Wert auf die richtige Ernährung, sie lehrten ihre Schüler, die reine Diät und die Selbstbeschränkung zu befolgen. Sie betrachteten diese als die Grundlage ihrer Philosophie, und sie lebten, was sie predigten. Ihre Meinung war, wenn sich der Körper von Schlacken gereinigt hatte, daß dann der Geist auch gereinigt wäre. Sie hielten nichts vom Schwelgen, denn Schwelgen und klares Denken sind nicht miteinander vereinbar. Wir können heute daraus das Fazit ziehen, daß eine gesunde, unserer Lebensweise angepaßte Ernährung uns die Möglichkeit gibt, Körper und Geist zu optimalen Leistungen zu veranlassen.

Dr. Howard Hay eiferte gegen den übermäßigen Verbrauch von raffinierten und denaturierten Nahrungsmitteln. Er meinte speziell damit die Weißmehle, den weißen Zucker und die Vielfalt von Zukkerprodukten aller Art, sowie die raffinierte Stärke.

Dr. Hay wetterte gegen den übermäßigen Eiweißverbrauch seiner Landsleute, der seiner Meinung nach der Grund für viele Früherkrankungen der Menschen wäre.

Als dritte Ursache ernährungsbedingter Erkrankungen prangerte Dr. Hay die chemischen Gleichgewichtsstörungen des Organismus an, die von falschen Ernährungsgewohnheiten verursacht würden.

Seiner Meinung nach sollte das ausgewogene Verhältnis säurebildender zu basenbildender Nahrung 2 zu 8 betragen, um den Säureüberschuß des Stoffwechsels in ein vernünftiges Gleichgewicht zu bringen.

Dr. Hay schrieb: »Nur ein Fünftel unserer täglichen Nahrung sollte aus säurebildenden Nahrungsmitteln bestehen, wie Brot, Stärke, Fleisch, Eier, Käse. Meist ist es jedoch gerade umgekehrt. Vier Fünftel der täglichen Nahrung sollten aus basenbildenden Stoffen bestehen. Die konzentrierte Nahrung überwiegt auf den meisten Tischen zu Hause wie in den Gasthäusern.«

Basenbildende Nahrung besteht aus Stoffen wie Gemüse, Salat, frischen Früchten, und diese können nach Meinung von Dr. Hay entweder mit Milch oder Buttermilch genossen werden, denn die Milch gilt als neutrales Nahrungsmittel. Dr. Hay fügt aber hinzu, daß sich die Milch nicht mit konzentrierten Nahrungsmitteln verträgt, und darum sollte sie nur mit basenbildenden Salaten und Früchten gemeinsam getrunken werden. Erklärend fügt er hinzu, daß die meisten Kinderärzte Stärkemehlnahrung empfehlen, ehe die Zähne des Säuglings da sind. Sie sei die Hauptursache der häufigen ›Gärungsdyspepsien‹, an denen Kinder oft leiden. Gemeint sind die galligen Anfälle, die Appetitlosigkeit, das saure Aufstoßen, die Hautausschläge, das Bettnässen – alle diese Anzeichen sind ein Ausdruck der Bildung von Säure im Körper. Auf diese Weise sei das heranwachsende Kind schon mit zwei Jahren völlig ›übersäuert‹.

Die Empfehlungen von Dr. Hay sahen folgendermaßen aus:

- 30 bis 60 Gramm Fett pro Tag und 60 bis 100 Gramm Eiweißstoffe täglich genügen!
- 80 Prozent der täglichen Nahrung sollten aus Obst und Gemüse bestehen – der größte Teil davon aus Rohkost.

Dr. Hay empfiehlt körperlich Arbeitenden und Kindern täglich zwei konzentrierte Mahlzeiten – eine Eiweißmahlzeit mittags und eine Stärkemahlzeit abends – oder umgekehrt.

Bei sitzender Lebensweise genügt eine konzentrierte Mahlzeit täglich.

Die Morgenmahlzeit soll nach der Meinung von Dr. Hay sättigend, aber möglichst leicht sein. Er empfiehlt frisches Obst und Leinsamen zu angewärmter Milch, zu Sauer- oder Buttermilch.

Man verwende möglichst zur selben Mahlzeit nur eine Eiweißart, also Fleisch oder Fisch.

Als Fett bevorzuge man wasserfreie, als ›hochungesättigte, chemisch nicht behandelt, naturbelassen, kaltgeschlagen‹ deklarierte Pflanzenfette und -öle, vor allem Lein-, Sonnenblumen-, Oliven-, Soja-, Weizenkeimöle.

Weitere Empfehlungen von Dr. Hay lauten folgendermaßen:

- Gemüse dünste man im eigenen Saft. Blumenkohl und Spargel darf man kochen, die Brühe verwende man zur Suppe. Spinat und gekochte Tomaten esse man nur einmal in der Woche.

- Salate richte man mit Öl, Rahm, Kräutern und Zitrone an.
- Um das Fleisch verdaulicher zu machen, dämpfe man es im eigenen Saft. Man vermeide in der Pfanne Gebratenes. Fleischbrühe wirkt auch in Saucen schädlich.
- Als neutral hat sich auch Blutwurst (nicht Zungenwurst) erwiesen, muß aber von Gallen- und Leberkranken gemieden werden. Salzhaltiges Sauerkraut wird Nierenkranken nicht empfohlen. Verdauungskranke müssen auf blaue Pflaumen verzichten.
- Korn- und Wacholderbranntwein passen zu allen Mahlzeiten, Bier zu Stärke, ungesüßter Wein zu Eiweiß- und Basenmahlzeiten. Wer auf Kaffee nicht verzichten will, genieße ihn zu Eiweißmahlzeiten mit Rahm, zu Stärkemahlzeiten mit Rahm und Zucker.
- Geschwefelte, mit Paraffin behandelte Datteln, Feigen, Rosinen sind schädlich.

Dr. Hay führt erklärend weiter aus: »Wie weit ist der zivilisierte Mensch von einer völligen Gesundheit entfernt! Die Zivilisation hat die Nahrungsmittel so verfälscht, daß wenig von dem natürlichen Gehalt der Nahrung übrigbleibt, so leiden wir inmitten des Überflusses oft an Mangel, hungern inmitten der Fülle.« Dr. Hay mahnt:

- Vergiß nie, daß keiner für dich verdauen kann,

was du ißt! Es kann dich deshalb niemand so gut gesunderhalten, wie es dein eigenes Selbst kann.

- Gesundheit bedeutet frei sein von leichter Ermüdbarkeit, von Krankheit, Schwermut und allen Störungen.

Für Dr. Hay ist es eine unbestreitbare Tatsache, daß Krankheiten nur die unvollkommenen Gewebe angreifen und daß der Krebs niemals in einem gesunden Gewebe entsteht. Der gesunde Körper ›entartet‹ nur, wenn er mit der steigenden Flut seiner Körperrückstände, den Säureendprodukten der Verdauung und den Giften nicht mehr fertig werden kann. Eine bestimmte Menge dieser Säureendprodukte entsteht als Ergebnis sterbender Zellen, deren Rückstände sauren Charakter haben. Der Zucker ist nach Meinung von Dr. Hay ein Säurebildner im höchsten Grade, denn seine Verbrennung hinterläßt Kohlensäure im Blut. Seine Rückstände haben keinen so schädigenden oder vergiftenden Charakter wie die Eiweißgruppe. Ihre Hauptgefahr liegt darin, daß sie nicht genug basische Elemente im Körper zurücklassen und so den Säurezustand vorbereiten.

Würden die Gesetze bei der Auswahl und erst recht bei der Zusammensetzung der Nahrung befolgt, so würde der Körper in wenigen Wochen eine solche Regeneration erfahren, daß selbst die größten Skeptiker davon überzeugt würden, daß wir das sind, was wir essen.

Dr. Hay stellt fest, daß körperlich Arbeitende mit den Rückständen der Säuren und Gifte eher fertig werden, als Menschen mit sitzender Lebensweise.

Weiter führt er aus, daß zur Stärkeverdauung zuerst der Speichel gebraucht wird. Seine Wirkung hängt aber von einem Ferment ab, dem sogenannten Ptyalin, das nur bei genügend vorhandenen Basen wirken kann.

Ohne Basengrundlage gäbe es keine Ptyalin-Wirkung auf kohlenhydrathaltige Nahrung. Ißt man also z. B. stärkehaltiges Brot oder gekochte Kartoffeln mit sauren Früchten zusammen, so wären die alkalischen Vorbedingungen beseitigt, von denen das Ptyalin abhängig ist. Es ist nicht in der Lage, seine Aufgabe zu erfüllen, und die Stärke gelangt unvorbereitet in den Magen. Da aber im Magen kein Ferment vorhanden ist, das auf die Stärke einwirken kann, bleibt sie unverdaut und kommt so unmittelbar in den Dünndarm, wo wir kein genügendes Mittel zu ihrer Verdauung besitzen und wobei Wärme und Feuchtigkeit den Gärungsprozeß in Gang setzen.

In den Ausführungen von Dr. Hay heißt es weiter, daß die Verdauung der Eiweißnährstoffe, wie Fleisch, Fisch, Eier und Käse in erster Linie von der Wirkung des Pepsins abhängig sei. Da Pepsin aber nur bei vorhandener Säure arbeitet, ist es falsch, zu einer Eiweißmahlzeit reichlich Kohlenhydrate zu essen, denn die Stärkemehle verlangen Basen, die Eiweißstoffe dagegen Säuren.

Der Magen kann nicht beides zur gleichen Zeit entwickeln, keine Flüssigkeit kann gleichermaßen sauer und basisch reagieren, ebenso wie ein Zimmer nicht zur gleichen Zeit hell und dunkel sein kann.

Dr. Hay meint warnend, hätten wir nicht noch Alkalireserven im Körper, um die Säuren zu binden, so würden wir nicht lange genug leben, um unser Testament machen zu können. Darum können wir sagen, daß die funktionelle Aktivität im ausgewogenen Verhältnis zu unserer Alkalireserve steht. Alles, was unsere Basenreserven erschöpft, erschöpft auch unsere funktionelle Aktivität – was unsere Gesundheit bedeutet.

Je weniger Säuren wir bilden, um so weniger Basen werden von der Reserve gebraucht und um so vollkommener wird unser Körper funktionieren.

X

Das richtige Verhältnis von säure- und basenbildenden Nahrungsmitteln in unserem Körper

Um das richtige Verhältnis der chemischen Zusammensetzung der Körpersäfte herauszufinden, berufen wir uns wieder auf Dr. Hay. Er sagt, daß 80 Prozent des menschlichen Körpers aus basenbildenden und 20 Prozent aus säurebildenden Elementen bestehen. Soll das Gleichgewicht für die Gesundheit der Körperzellen und Säfte hergestellt werden, so muß das tägliche Nahrungsverhältnis ungefähr so aussehen:

80 Prozent Basenbildner
20 Prozent Säurebildner.

Die allgemein übliche Ernährung widerspricht durch ihre Mischung bei einer Mahlzeit der Chemie des Körpers und verwirrt die Verdauung. Dr. Hay, ein Verfechter der Rohkostnahrung, weil er sie für die natürlichste hält, meint dazu: »Genießt man nur Gekochtes, so wird das Nahrungsbedürfnis immer größer, weil durch die Zerstörung wertvollen Baumaterials die Herbeischaffung von immer Neuem vom Körper gefordert wird. Ständiges Hungergefühl ist vorhanden, der Mensch wird zum Vielfraß. Es genügen ihm zum Leben nicht drei Mahlzeiten, sondern er braucht sechs am Tage.«

Ein Arzt mit Namen Stiner ernährte Meerschweinchen mit ihrer gewohnten Nahrung, mit Heu, Karotten, Hafer und Wasser, die er jedoch kochte. Es stellten sich schwere Erkrankungen mit tödlichem Ausgang ein. Die Versuchstiere litten an Blutarmut, Zahnfäule, Kropf und Skorbut, und die Zähne wurden so weich, daß man sie mit einer Schere abschneiden konnte. Es kam zu Verbiegungen des Kiefers, Entartungen der Speicheldrüsen, ein Teil der Tiere bekam Lungenkrebs.

Bei gekochter Nahrung gingen auch Affen an schwerem Siechtum zugrunde. 30 Prozent von ihnen starben an Magen- und Zwölffingerdarmgeschwüren.

Die normale Verdauung des Menschen dauert 24 Stunden, sie kann sich aber bis zu 72 Stunden verzögern, wenn dem Darm anregende Ballaststoffe, wie rohes Gemüse und Vollkornprodukte fehlen. Er braucht sich nicht zu bemühen, er wird träge, der Speisenbrei verweilt viel länger in den Darmnischen, es kommt zu Gärungen, es entstehen Gifte.

Dr. Hay betont, daß ein Zuviel an Eiweißprodukten zur Bildung von Harnsäure im Körper führen kann, die sich in den Gelenken und in den Geweben festsetzt und dann zu Rheuma und Gicht führen kann.

Unsere Lebensweise, unsere Ernährungsgewohnheiten bedürfen dringend einer Zäsur! Auch wenn die Gedanken des Dr. Hay uns Menschen von heute nicht so ganz verständlich erscheinen, so war doch seine These richtig: »Die einzige wahre Behandlung aller Krankheiten ist die Verhinderung ihrer Ursachen. Man braucht deshalb auf keine der wirklichen Lebensfreuden zu verzichten, besonders nicht auf Tafelfreuden. Diese Einsicht wird zwar nie Allgemeingut der Menschen werden, weil nicht jeder für eine geistige Einsicht bereit ist, aber viele werden sich freuen, wenn sie die Ursache ihres Völlegefühls oder ihres sonstigen schlechten Befindens kennenlernen und in der Lage sind, es zu verhindern oder zu verbessern.«

XI

Die richtigen Trennverhältnisse: Was dürfen wir bei der ›Köhnlechner-Trenndiät‹ essen?

Die Köhnlechner-Trenndiät unterscheidet sich von der Trennkost des Dr. Hay in vielen Punkten.

Entscheidend ist, Sie dürfen bei der Köhnlechner-Trenndiät Eiweiß essen! Nicht das hochwertige Eiweiß als solches ist schuld am Übergewicht und an der Unstimmigkeit unseres Säure-Basenhaushaltes, sondern das Zuviel an Eiweiß, das Dr. Hay zurecht anprangerte. Der Durchschnittsamerikaner ißt mindestens zehnmal soviel Eiweiß täglich, als der Organismus für seine Aufgaben benötigt.

Essen Sie eiweißhaltige Nahrungsmittel, aber essen Sie in Maßen nach den Vorschlägen der Köhnlechner-Trenndiät im Rezeptteil. Bedenken Sie, Ihr Körper benötigt 1 bis 1,2 Gramm hochwertiges Eiweiß pro Kilogramm Körpergewicht, das ist der Mindestanteil. Beschränken Sie die Zufuhr von Kohlenhydraten auf die Frühstücksmahlzeit – und nur darauf!

Zur ›Mobilisierung‹ des Stoffwechsels sind Kohlenhydrate am Morgen von größter Wichtigkeit.

Versuchen Sie, sich an den Wegweiser zu halten,

denn die moderne Köhnlechner-Trenndiät ist eine ausgewogene Nahrung, die Ihrem Körper gut tut.

Sie müssen nicht unbedingt bei den Eiweißmahlzeiten den Rechenstift benutzen und Kalorien zählen! Bedenken Sie: Kalorien sind nicht gleich Kalorien – es kommt darauf an, welche wir für die Diät bevorzugen und welche wir fortlassen.

Es fällt schwer umzudenken, denn bislang wurde das Fett verteufelt ... ›Fett macht fett‹, so hieß der Slogan. Fett aber wird man nach neuesten Erkenntnissen nur dann, wenn reichlich Fett und reichlich Kohlenhydrate miteinander verzehrt werden. Der neue Slogan heißt:

›Hände weg von unnützen Kohlenhydraten!‹

Das Fett ist keineswegs der erklärte Feind der Abmagerungswilligen und Gesundheitsbewußten.

Es gab eine interessante Versuchsreihe unter der Leitung von Dozent Dr. Heinrich Kaspar, er berichtete, daß Versuchspersonen um ca. 300 Gramm pro Tag abnahmen, wenn sie wenig Kohlenhydrate, viel Maiskeimöl und Eiweiß verzehrten. Bei dieser Kost verringerten sich säurebildende, krankhafte Substanzen im Blut.

- Nicht das Fett ist der ›Buhmann‹ unserer gesunden Ernährung, sondern der übermäßige Verzehr von Kohlenhydraten.

Keineswegs soll hier der Fettdiät ein Loblied gesungen werden, noch wird der Versuch gestartet, alle Kohlenhydrate absolut zu verteufeln. Auf das rechte Maß kommt es an, das in unserem Leben so vielfach außer acht gelassen wird – nicht nur auf dem Sektor der Ernährung!

Hier sind grundlegende Unterschiede zwischen Hayscher Trennkost einerseits und der Köhnlechner-Trenndiät andererseits festzustellen. An die Stelle der Kohlenhydrate tritt das Eiweiß, es wird zum entscheidenden Eckpfeiler für die gesunde Ernährung während der Diät, zur Regulierung des Gewichts und zur Entschlackung des Körpers.

Das Fett hat sich dort eingependelt, wo es hingehört. Niemand wird sich die Spur Butter auf dem Frühstücksbrot während der Diät verkneifen müssen.

Die Angst vor dem Fettanteil als solchem in unserer Nahrung gehört in die Mottenkiste!

Wieder kommt es nur darauf an, Maß zu halten und das richtige Fett zu wählen.

Dr. Hay forderte die Rohkost aus Gründen der gesunden Ernährung, aber der Mensch ist von seiner Veranlagung her kein Pflanzenesser, wie er es propagierte. Die Rohkost darf nach den Erkenntnissen der Köhnlechner-Trenndiät keinesfalls kopflastig werden – sie hat zwar ihren ausgewogenen Platz, aber ihren ideologischen Wert hat sie verloren.

Es ist keineswegs notwendig, reichlich Rohkost zu verzehren, um einen ausgeglichenen Vitaminhaushalt zu haben. Wichtigere Vitaminspender sind Fleischprodukte aller Art. Den fanatischen Rohkostanhängern sei vorgehalten, daß ein übermäßiges Rohkostangebot dem Organismus Schaden zufügen kann!

Es ist zwar richtig, daß eine überwiegende Rohkosternährung dem Körper einige Pfunde ablistet, aber es besteht die Gefahr, daß es neben der Gewichtsreduktion zu einer erheblichen Säurebildung im Körper kommen kann, die dann zu diesem unerwünschten Ungleichgewicht führt. Bei einem überhöhten Angebot an Obst, Rohgemüsen und Salaten wird der Gärungsprozeß im Verdauungstrakt eher gefördert als verhindert.

Auf Grund dieser Erkenntnis ist während der Zeit der Köhnlechner-Trenndiät – und auch wegen des Kohlenhydratanteiles der Früchte – der Verzehr von Obst bis auf ganz geringe Ausnahmen nicht erwünscht.

Wer nun aus Gründen der Weltanschauung auf Fleisch verzichtet und seinen Rohkostverzehr nicht einschränken möchte, sollte zumindest seinen täglichen Eiweißbedarf aus Eiern, Quark und Milch decken.

Wichtig an der Köhnlechner-Trenndiät im Gegensatz zur Hayschen Trennkost sind neben der einen Kohlenhydrat- und den zwei Eiweißmahlzeiten täglich die bereits erwähnten Gaben von Obstessig, außerdem der Hinweis auf ausreichende Vitamin-C-Zufuhr und die Anreicherung der Kost durch magnesiumhaltige Speisen.

Auch in diesem Zusammenhang war Dr. Howard Hay auf der richtigen Spur, als er z. B. bei Fällen von schwerer Blutvergiftung den Gebrauch von Magnesium sulfuricum empfahl. Er berichtete von Fällen mit Temperaturen bis zu 40 Grad verbunden mit Schüttelfrost, Delirium und der Vernichtung der weißen Blutkörperchen. Nach einer Behandlung mit dem

Magnesiumpräparat ging es den Patienten schon nach 2 bis 3 Tagen entschieden besser. Magnesium entgiftet im akuten Fall, und es verhindert Giftansammlungen, wenn es ausreichend in der täglichen Kost enthalten ist. Magnesium sulfuricum befördert die Gifte durch die Blase und den Darm aus unserem Körper. In diesem Zusammenhang berichtete Dr. Hay, daß Patienten mit Nierenentzündungen und mit Herzbeschwerden, die kaum gehfähig waren, infolge der Atemnot aber auch nicht liegen konnten, drei Tage lang mit dem Magnesiummedikament abführten und danach wiederhergestellt waren. Sie legten sich hin, sie konnten wieder schlafen, sie gingen sogar spazieren und fühlten sich erstaunlich wohl. Die Entsäuerung und Entgiftung hatte ihre Wirkung getan.

Unsere moderne Trenndiät bewirkt mit allen Konsequenzen – wenn Sie auch konsequent sind –, daß

- Sie an Gewicht verlieren
- sich Ihr Körper regeneriert
- Gifte, Überschußfett und Schlacken abgebaut werden.

UNSERE KÖHNLECHNER-TRENNDIÄT HAT ZU RECHT DER HAYSCHEN TRENNKOST ZEITGEMÄSSE METHODEN UND ERKENNTNISSE ENTGEGENZUSETZEN!

Die Faustregel sollten wir uns ganz fest einprägen:

- Viel Eiweiß – weniger Fett – kaum Kohlenhydrate!

Die Köhnlechner-Trenndiät erlaubt den Genuß von Kaffee und Tee in der Menge, die Ihnen behagt.

EIN WORT ZUM KAFFEE

Es wird Sie erstaunen, in diesem Zusammenhang über die Wirkung des Kaffees zu lesen. Viele Menschen wählen statt des Alkohols den Bohnenkaffee und erwarten von ihm Frische und Wohlgefühl. Wie der Kaffee wirkt oder schädigt, ist noch immer nicht völlig bekannt, obwohl er seit Jahrhunderten beliebt ist und es ungezählte wissenschaftliche Arbeiten über ihn gibt.

Sicher aber ist, daß durch die Wirkung des Koffeins die Hirnzellen intensiver durchblutet werden.

Die ›Schleusen‹ der Blutzufuhr zu den Gehirnzellen und Drüsen werden durch das Koffein geöffnet.

Der Kaffee an sich erzeugt natürlich keine Gefühle. Das Koffein aber bewirkt, über die Schleusenöffnung und die Ausschüttung bestimmter Hormone ins Blut, eine Anregung des Gehirnstoffwechsels.

Wir können uns demnach mit dem Bohnenkaffee Frische und Wohlbehagen schaffen.

Reden Sie mit Ihrem Arzt, wenn Sie Zweifel haben, ob Ihnen Kaffee zuträglich ist.

Ein Rat ist außerdem wichtig:

- Die Tasse Bohnenkaffee vor dem Essen verstärkt den Magentonus, sie verengt den Magen und Sie sind dadurch eher satt.

Ein einfaches Rezept zum Schlankwerden und Schlankbleiben lautet:

- Eine Tasse Bohnenkaffee vor der Hauptmahlzeit anstatt hinterher! Eine Tasse Bohnenkaffee vor dem Frühstück anstatt zum Frühstück.

WAS DÜRFEN SIE ESSEN?

Bitte befürchten Sie nicht, daß die Ernährungsumstellung, vor allem durch den Verzicht auf Kohlenhydrate, bei unserer Diät Sie hungern lassen würde. Werfen Sie diese Bedenken schnellstens über Bord!

Sie werden satt – Sie leben phantasievoller – Sie essen mit neuem Genuß!

Kohlenhydrate ersetzen Sie durch Eiweiß, z. B. durch Fisch und Fleisch, und Sie schlemmen in Gemüsen.

Unsere europäischen Nachbarn essen – statistisch gesehen – weitaus mehr Gemüse als wir. Warum sind wir Deutschen noch nicht auf den Gemüsegeschmack gekommen? Es wäre aber für unsere Gesundheit wie ein Volltreffer im Lotto! Wir sind bislang echte Gemüsemuffel und der unantastbare Mythos, den der Kopfsalat als Vitaminspender Nr. 1 bei uns hält, gehört der Vergangenheit an.

Unser neues Ernährungsbewußtsein erwacht, wenn wir folgende Vergleichszahlen beachten:

Nahrungsmittel **je 100 Gramm**	Vitamin A **in Mikrogramm**	Vitamin C **in Milligramm**
Paprikaschoten	230	107
Tomaten	130	23
Kopfsalat	105	7
Weißkohl	6	36
Grünkohl	350	54
Spinat	630	37
Mohrrüben	1120	5

Haben Sie bitte keine Angst, mit unserer Diät nicht satt zu werden, denn statt 100 Gramm Schokolade = konzentrierte Kohlenhydrate = 563 Kilokalorien könnten Sie folgendes essen:

8000 Gramm Gurken oder
3100 Gramm Tomaten oder
5630 Gramm Kopfsalat oder
3800 Gramm Spargel oder
1900 Gramm Mohrrüben oder
2200 Gramm Sauerkraut.

Packen wir es an, unsere neuen Denkanstöße werfen unsere alten Ernährungsgewohnheiten über den Haufen! Kalorien sind eben – wie schon erwähnt – nicht gleich Kalorien, und wertvolle Kalorien sind damit noch lange nicht gegessen!

Konsequente FdH-Anhänger (Friß die Hälfte) – in unseren Breiten müßte es inzwischen schon bei den meisten Fällen ›Iß ein Viertel‹ heißen – werden nicht ausreichend mit Eiweiß, Vitaminen und Mineralstoffen ernährt. Für uns Leichtarbeiter des ausgehenden 20. Jahrhunderts hat nämlich ein neues Eßzeitalter begonnen: – es heißt:

Weniger Kalorien –
dafür aber ausreichende Nährstoffe!

Das bedeutet in unserer Diät ganz einfach:

Mehr Gemüse essen!

Um den Vergleich auf die Spitze zu treiben, könnte man errechnen, daß diese eine Tafel Schokolade ca. 20 Prozent unseres täglichen Energiebedarfs abdeckt. Das bedeutet, rund 20 Prozent des Tagesbedarfs an Eiweiß und ca. 35 Prozent des Fettbedarfs werden befriedigt. Auch Eisen, Calcium und Vitamin B_2 werden zu 25 Prozent des Tagesbedarfs abgedeckt. Vom Vitamin B_1 enthalten 100 Gramm Schokolade allerdings nur 6 Prozent und das lebensnotwendige Vitamin C ist überhaupt nicht enthalten.

Die in der Kalorienzahl entsprechende Portion Sauerkraut – etwa 2200 Gramm – versorgt uns dagegen mit der fünffachen Menge, also mit 100 Prozent des täglichen Bedarfs an Eiweiß, Calcium und Eisen, sogar mit 150 Prozent des Vitamin-B_1-Bedarfs und 600 Prozent an Vitamin C. Nur Fett bietet uns das Sauerkraut nicht. Mit anderen Worten: Gemüse ist außergewöhnlich kalorienarm, dafür aber reich an lebensnotwendigen Vitaminen und Mineralstoffen.

Die Gemüseauswahl ist groß, trotzdem steht in deutschen Landen der Verbrauch von Kohlsorten an erster Stelle. Es handelt sich um Rotkohl, Weißkohl und Wirsing und es gibt schon fast eine eigene Sorte – das Sauerkraut. Fast zwei Drittel der gesamten Weißkohlernte werden bei uns zu Sauerkraut verarbeitet.

Niemand will das Sauerkraut verunglimpfen – ganz im Gegenteil. Wir möchten nur Ihre Gemüseverbraucherphantasie anregen. Beginnen wir mit den Karotten.

Von ihnen ist bekannt, daß sie einen hohen Vitamingehalt aufweisen, und zwar an Karotin, eine Vorstufe des Vitamin A. Es ist aber wenig bekannt, daß dieser wichtige Vitaminanteil nur dann ausgenutzt wird, wenn die Mohrrüben gekocht worden sind. Die Ausnutzung des Karotins findet aber erst dann statt, wenn bei der Zubereitung Fett verwendet wird. Rohe Mohrrüben sind sicher für die Zähne sehr gesund, aber in rohem Zustand kann unser Körper die Vitamine nur in geringem Maße auswerten. Es liegt daran, daß unsere Verdauungssäfte nur schwerlich die Zellwände der Karotten auflösen können. Es ist wissenswert, daß Karotten über ätherische Öle verfügen, die Darmbakterien in ihrer Ausbreitung hemmen, und darüber hinaus wirken Möhren entzündungshemmend.

Ähnliches wird von der Zwiebel, vom Knoblauch und vom Lauch behauptet – sie haben gesunderhaltende Kräfte. Wem die kleine einheimische Zwiebel zu scharf ist, der sollte einmal die große Gemüsezwiebel in einem Salat oder leicht gedünstet mit Fleisch ausprobieren. Sie nehmen den Zwiebeln ihre vermeintliche Unverdaulichkeit, wenn Sie vor dem Genuß der Zwiebeln heißes bzw. kochendes Wasser über die Zwiebelstücke oder -ringe gießen. Zu den Stengelgemüsen gehören der Rhabarber, der Chicoree, Spargel und Kohlrabi. Leider hat sich der Lauch bei uns nur als Suppengewürz durchgesetzt, dabei gehört er zu den Königen der Gemüse wie der Spargel. Beide tun der Feinschmeckerküche Ehre an.

Der Grünkohl, auch Braunkohl genannt, war vor 100 Jahren überhaupt noch nicht als Gemüse entdeckt – er diente als Zierpflanze auf Friedhöfen. Der Grünkohl liefert erstaunliche Mengen an Vitamin A und Vitamin C, er hat natürlich nur die Vorstufe des Vitamin A, nämlich das Karotin.

Der Rosenkohl ist für ältere Menschen besonders gut verträglich und verfügt über große Mengen an Vitamin C und Vitamin B_1.

Es ist aber die große Frage, ob unsere Zubereitungsmethoden es zulassen, daß die wichtigen Vitamine auch bis auf den Teller gelangen. Mit dem Kohlkochen verbindet sich die Vorstellung nach Wilhelm Busch: »Wofür sie besonders schwärmt, wenn er wieder aufgewärmt.«

Es sei noch hinzugefügt, dem Weißkohl oder dem Kraut, überhaupt unserem beliebten Kohl, geht es ein bißchen wie dem Hering, die Liste ihrer Vorzüge ist lang und trotzdem werden sie nie als Delikatessen geführt werden können. Hierzu eine kleine Kostprobe – der Krautsalat. In einer Menge von nur 100 Gramm liefert er bereits die Hälfte Ihres Tagesbedarfs an Vitamin C. Sollten Sie Äpfel als Vitaminkost vorziehen, müssen Sie fast 500 Gramm der handelsüblichen Sorten wie Golden Delicius oder Goldparmäne essen. Kann man Gesundheit billiger bekommen als durch Kraut?

Kommen wir zu den Blattgemüsen: Wir denken dabei in erster Linie an den Spinat. Sollten bei seiner Namensnennung unangenehme Kindheitserinnerungen in Ihnen aufsteigen, verlassen Sie einmal Ihren heimischen Herd und lassen Sie sich servieren, was französische und italienische Köche aus Blattspinat zaubern können. Der Genuß wird verdoppelt, wenn Sie darüber nachdenken, daß gerade dieses Gemüse besonders reich an Vitamin C, Vitamin A, Eisen und Mineralstoffen ist – vergessen Sie also schleunigst den Kinder-Nachkriegs-Spinatbrei!

Um Ihre Sorge, nicht ohne Nudeln oder Knödel satt zu werden, zu entkräften, verrate ich Ihnen noch einen wichtigen Trick: Vergessen Sie veraltete Parolen wie ›beim Schlankwerden und dem Bemühen um das ersehnte Ziel nur ja nicht ans Essen zu denken‹ ... ›dann bekomme ich ja auch gar keinen Hunger‹ ... Denken Sie ruhig an Ihre nächste Mahlzeit und freuen Sie sich darauf, denn die Vorfreude regt nämlich die Produktion der Magensäfte an und diese bewirken, daß man mit weniger Essen satt wird. Überlisten Sie Ihren knurrenden Magen vor der ersehnten Mahlzeit mit einem Glas stillen Mineralwassers, die Wirkung ist verblüffend!

Sie können ganz beruhigt sein, mit der Köhnlechner-Trenndiät bekommen Sie Ihre falschen Eß-/Ernährungsgewohnheiten voll in den Griff!

Vielversprechende Blitzkuren oder ausgeklügelte Trimm-dich-Programme wirken eventuell für eine kurze Zeit – sie helfen Ihnen überhaupt nicht, wenn Sie danach wieder völlig Falsches essen.

Ihr Erfolgsfahrplan heißt: Sie essen jeden Tag Fleisch, Fisch, Gemüse und Salate, Sie kombinieren diese mit Milchprodukten. Sie haben jeden Morgen die Möglichkeit, Brot oder Brötchen zu sich zu nehmen. Sie verzichten auf Zucker in jeder Form, d. h. auf Süßspeisen, Schokolade, Konfitüren, Kuchen, Pralinen und Sie essen weder Teigwaren noch Mehlprodukte. Sie verzichten ebenfalls auf Kartoffeln und Kartoffelprodukte wie Knödel, Püree etc., auf fette Saucen, Tomatenmark und Ketchup und wenn es Ihnen auch ganz unverständlich erscheint, auf alle Obstsäfte. Nüsse in jeder Form meiden Sie bitte wegen ihres hohen Fettgehaltes!

Der Katalog der Speisen, die Sie während unserer Diät verzehren dürfen, ist sehr reichhaltig. Sie brauchen kein Meisterkoch zu sein, um einen Speisefahrplan zu erstellen, der Ihnen reichhaltige Genüsse verspricht.

Empfohlene Nahrungsmittel sind:
- magere Fleischsorten (Rind, Schwein oder Kalb)
- Innereien wie Kalbs- und Schweinenieren,
- Leberarten nach Geschmack und Geldbeutel,
- Hirn, Lunge und Herz und vor allen Dingen
- Zunge,
- Tartar,
- deutsches Corned Beef,
- Rostbeef,
- Weißwurst,
- Leberkäse,

- Sülzfleisch,
- Wiener Würstchen,
- gekochter Schinken und
- Lachsschinken.

Von den Fischsorten sind folgende empfehlenswert:
- Kabeljau,
- Gold- oder Rotbarsch,
- Schellfisch,
- Seelachs,
- Krabben,
- Matjesfilets und Hering,
- Hecht,
- Scholle und
- Stockfisch.

Der Speisefahrplan wird erweitert durch Geflügel:
- Hühner- oder Putenfleisch,
- vom Wild vor allen Dingen Reh, Hase, Geflügel und das magere Wildschweinfleisch.

Von den Milchprodukten sind
- Magerquark,
- Magerkäse,
- Schichtkäse,
- Harzer,
- Limburger und alle fettarmen Sorten

besonders zu empfehlen.

Achten Sie beim Joghurt auf fettarme Sorten. Bevorzugen Sie kaltgeschlagene Öle mit dem hohen Linolsäureanteil, essen Sie – wenn sie mögen – Butter auf Ihr Frühstücksbrot.

Unbegrenzt sind erlaubt:
- frische Gemüse aller Art,
- und Sie dürfen Salate essen!

Gemüse dünsten Sie möglichst im eigenen Saft. Blumenkohl und Spargel dürfen gekocht werden. Die Spargelbrühe trinken Sie, sie ist eine gesunde Köstlichkeit, das Blumenkohlwasser verwenden Sie zur Suppe.

Machen Sie Salate mit Pflanzenöl, Joghurt, Essig und Kräutern an.

Wenn wir eiweißreich, fettarm und gesund essen wollen, ist der Fisch die ideale Möglichkeit dazu. Wenn Sie allerdings an den Kochfisch mit vielen Gräten, Salzkartoffeln und Senfsauce denken, ist die Einfallslosigkeit perfekt. Beim Fisch gilt es noch genügend Vorurteile auszuräumen! Da heißt es: Fisch riecht – Unsinn! Wenn Sie den Trick beherzigen, zwischen Topf und Deckel ein Geschirrtuch zu legen, wird kein Geruch Ihre Nase kränken. Die alte Regel, daß der Fisch nur in den Monaten mit ›R‹ wie September bis April genossen werden darf, ist im Zeitalter des Tiefkühlverfahrens bedeutungslos geworden. Ein anderes Argument ist: Fisch schmeckt nicht. Das könnte stimmen, wenn Sie nur das Fischfilet in die übliche Panade packen und auf beiden Seiten braten.

Vergessen Sie diese Einfallslosigkeit und probieren Sie neue Rezepte aus – es entgeht Ihnen sonst sehr viel und Sie bringen sich um gesunde Köstlichkeiten und Gaumenfreuden.

Fisch enthält außerdem hochwertiges Eiweiß – 10–20 % des Fischfleisches bestehen aus Eiweiß.

Von den Vitaminen, Mineralstoffen und Spurenelementen, die alle im Fischfleisch vertreten sind, verdienen zwei besondere Erwähnung: mit 200 Gramm Rotbarschfilet nehmen Sie 8,6 Milligramm Eisen zu sich, für Kinder im Vorschulalter ist das bereits die gesamte Tagesration.

Ein zweites Spurenelement ist erwähnenswert: das Jod. Es ist wichtiger Bestandteil einer gesunden Ernährung. Wenn es fehlt, führt das zu Veränderungen der Schilddrüse, und es kann zur Kropfbildung kommen. Allein 200 Gramm Schellfisch decken unseren Jodbedarf für zehn Tage.

Nicht jeder Fisch ist so fettarm wie Rotbarsch oder Schellfisch, dessen Fettspuren sich gar nicht mehr in Gramm angeben lassen. Hering, Ölsardinen, Dorschleber und Thunfisch zum Beispiel sind fettreiche Fische.

Dieses Fett allerdings ist für unseren Körper wertvoller als die meisten anderen Fette. Es ist reich an lebensnotwendigen Fettsäuren und an fettlöslichen Vitaminen – vor allem an Vitamin A und Vitamin B.

Räucheraal liefert große Werte an Vitamin A; aber auch mit einer Heringsmahlzeit können Sie bereits die Hälfte Ihres Tagesbedarfs an Vitamin A und ein Vielfaches Ihres Bedarfs an Vitamin B zu sich nehmen.

Wenn Sie im Rezeptteil die Anweisung finden, Rotbarsch oder Schellfisch zu verwenden, lassen Sie sich nicht unbedingt festlegen. Wenn Kabeljau oder

Seelachs gerade billiger sein sollten, zwingt Sie niemand, Rotbarsch zu kaufen. Für Fisch gilt, daß zwischen dem Geschmack und dem Preis keine Beziehung zu bestehen braucht. Ein delikater Fisch muß nicht auch gleichzeitig teuer sein!

Wenn wir einen Blick auf die Nährwerttabelle werfen, fällt uns auf, daß es zwei Gruppen von Fleischarten gibt, die erheblich fettärmer sind als andere.

Da ist die Gruppe der Schnitzel, Filets und Steaks – ihr Eiweißanteil ist bei Rind-, Kalb- und Schweinefleisch etwa gleichwertig. Der Fettanteil ist unterschiedlich, er bleibt aber im Vergleich zu anderen Fleischarten noch immer unter dem Durchschnitt. Das Schweinefleisch, das im allgemeinen hohe Fettanteile hat, bietet uns das wichtige Vitamin B1. Die andere Gruppe fettarmer Fleischsorten umfaßt die Innereien, also Leber, Nieren, Herz, Lunge und Hirn.

Greifen wir einmal die Leber heraus. Ihr Eiweißanteil ist ebenso hoch wie bei den teuren Fleischsorten; der Fettanteil ebenso niedrig. Das Mineral Eisen ist in der Leber zum Beispiel drei- bis zehnmal stärker enthalten als bei anderen Fleischsorten.

Alle Innereien sind reich an Vitamin A und an Niacin, einem wichtigen Vitamin aus der B-Gruppe.

Es ist also nicht immer nötig, Steaks, Filets und Schnitzel zu kaufen und viel Geld für teure Fleischsorten auszugeben, denn die Innereien haben ganz unbestritten ihren ›inneren Wert‹.

Wenn es sich um das Prädikat ›preisgünstig‹ handelt und gleichzeitig noch die Eigenschaften eiweißreich, kalorienarm und leicht verdaulich hinzugefügt werden können, dann kann es sich nur um das Geflügel handeln!

Es ist wenig erstaunlich, daß unser Geflügelfleischkonsum in den letzten Jahren erheblich angestiegen ist. Wir sind allerdings recht einseitig auf Hühner und Hähnchen ausgerichtet. Von den großen Vögeln dürften ernährungsbewußte Verbraucher Puten besonders bevorzugen, zumal es von ihnen größere Teile gibt, und man braucht für eine vierköpfige Familie nicht gleich ein ganzes Tier zu kaufen.

Das Huhn allerdings liegt weiter vorn im Rennen – wir sollten allerdings noch mehr davon essen als bisher, denn im Augenblick ist nur jede zehnte Fleischmahlzeit Geflügelkost.

EIN WORT ZU DEN GEWÜRZEN

Die Speisen individuell zu würzen, ist eine Frage des Fingerspitzengefühls, der Erfahrung und außerdem der Neugierde. Die deutsche Küche ist im allgemeinen beim Würzen noch immer auf Salz und Pfeffer, Zucker und Essig ausgerichtet!

Bis auf den Pfeffer gelten diese nicht als Gewürze, sondern als ›geschmacksbildende Zutaten‹.

Getrocknete und frische Kräuter sind eine Gabe der Natur, die uns das ganze Jahr hindurch zur Verfügung steht. Rosmarin, Bohnenkraut, Dill und Majoran, Thymian und Schnittlauch, Kümmel, Anis,

Koriander und Fenchel, Basilikum, Bärlauch, Kresse, Zitronenmelisse, Sellerie, Kerbel, Liebstöckel und Petersilie . . . wissen wir eigentlich um ihren gesundheitlichen Wert? Um ihren guten Geschmack?

Die Petersilie wird leider so häufig nur zum Garnieren von Platten verwendet, aber ihr Wohlgeschmack und ihre harntreibende Wirkung ist in unserer Küche in Vergessenheit geraten! Die Petersilie enthält außerdem das Vitamin B12, das maßgeblich an der Bildung roter Blutkörperchen beteiligt ist, und sie enthält reichlich Vitamin C.

Der Majoran stammt ursprünglich aus Nordafrika. Er gilt als leichtes, aber zuverlässiges Nervenstärkungsmittel. Majoran fördert die Harnausscheidung, und er hat gleichzeitig eine günstige Wirkung auf die Darmtätigkeit.

Das Bohnenkraut ist seit dem Mittelalter als Gewürz- und Heilpflanze bekannt – es fehlte in keinem Klostergarten. Sein Name verrät, daß es etwas mit Bohnen zu tun haben muß, und tatsächlich würzt jede gute Köchin das Bohnengemüse mit diesem passenden Kraut. Alle Gemüse, die mit Bohnenkraut zubereitet werden, verlieren ihre blähende Wirkung. Das Bohnenkraut paßt außerdem zu Fleischgerichten, vor allen Dingen zu Geflügel.

Im Mittelalter stand das Bohnenkraut hoch im Kurs als Aphrodisiakum; man sprach ihm eine anregende Wirkung auf die Keimdrüsen zu. Menschen mit niedrigem Blutdruck sollten öfter Bohnenkraut verwenden, es wirkt sich leicht blutdruckerhöhend aus.

Der Thymian ist wegen seiner feinen Würzwirkung zu empfehlen. Er verfügt über eine desinfizierende Eigenschaft und beeinflußt die Mundbakterien in regenerierendem Sinne.

Die ungarische Königin Isabella empfahl Rosmarinkraut als Verjüngungsmittel. Man weiß heute auch, daß Rosmarin das Gefäßnervensystem außerordentlich günstig beeinflußt und den Herznerven guttut.

Das fein duftende Kraut ist für die Verfeinerung von Fleisch und Fischgerichten hervorragend geeignet, es rundet ebenfalls Saucen ab.

Als altes Hausmittel galt Rosmarin gegen Blässe und kränkliches Aussehen, und es war als Hilfe bei Alterskrankheiten anerkannt. Rosmarin in Wein eingelegt, wurde als wirksames Herztonikum verwendet, denn es soll den Blutdruck anheben.

Ein Glas Rosmarinwein hat heilsame Kräfte bei Grippe oder Influenza – so sagt man.

Haben Sie schon einmal eine Hasenkeule bestreut mit Rosmarin versucht?

Der Sellerie gilt als das Gewürz für Rheuma- und Gichtkranke. Wer seine Blätter und Knollen reichlich verwendet, wird von Nierensteinen verschont bleiben. Außerdem wirkt der Sellerie entwässernd auf den ganzen Organismus.

Das Liebstöckelkraut stammt aus dem asiatischen Raum und verfeinert Saucen und Gemüse. Seine harntreibende Wirkung ist in Vergessenheit geraten. Bei Gärungen (Übersäuerung) und Darmgasen wirkt Liebstöckel heilend und beruhigend.

Kümmel, Koriander, Fenchel und Dill üben auf Magen und Darm eine heilende Wirkung aus. Ebenso ist ihr Genuß hilfreich bei Erkältungen und Entzündungen; sie klingen leichter ab. Der Dill hilft der stillenden Mutter bei der Milchbildung.

Der Kerbel hat einen kräftig-aromatischen Geruch und wirkt zerteilend, auflösend und harntreibend. Er hat außerdem eine milde Wirkung bei der Behandlung der Wassersucht, bei der Furunkulose und bei der Neigung zu Ekzemen.

Der Bärlauch gilt als wirksames Mittel, um das Blut, die Galle und Leber von Schlacken zu reinigen. Für den Arteriosklerotiker mit hohem Blutdruck ist Bärlauch eine wirksame Heilnahrung, wenn täglich etwas feingeschnittener Bärlauch unter den Salat gegeben wird. Leicht in Öl gedämpft, schmeckt er sehr gut als Gemüse und eignet sich ebenso als Salat.

Die Kresse ist als Garten-, Brunnen-, Kapuziner- und Gemskresse bekannt. In unseren Breiten gibt es ca. 90 verschiedene Arten, und viele von ihnen besitzen eine Würz- und Heilwirkung.

Kresse eignet sich ganz vorzüglich für Salate. Haben Sie schon einmal im Frühling ein Butterbrot mit selbstgesuchter Brunnenkresse bestreut und probiert?

Kresse enthält nach neuesten Erfahrungen eine Art von Penicillin und verbessert die Darm- und Mundbakerienflora. Sie ist als diätetische Hilfe bei Schilddrüsenstörungen geeignet, da sie einen – wenn auch nur geringen – Anteil von Jod aufweist. Hautausschläge bessern sich bei regelmäßigem Genuß von Kresse ebenso wie Nierenleiden.

Der Meerrettich ist eines der gesündesten Gewürze, die es gibt. Er ist reich an Vitamin C, und er gilt als das beste antiskorbutische Heilgewürz.

Der Meerrettich wirkt heilend bei Magenverstimmungen und Funktionsstörungen der Bauchspeicheldrüse. Für Zuckerkranke ist der Meerrettich darum das ideale Gewürz. Erst vor kurzer Zeit wurde entdeckt, daß der Meerrettich erhebliche Mengen antibiotisch wirkender Stoffe besitzt.

Der Meerrettich würzt Quark und Salatsaucen und ist eine gute Beigabe zum Rindfleisch. Wenn Sie dem Karottensalat etwas Meerrettich hinzufügen, dann wird dieser dem männlichen Gaumen sicherlich besser munden. Hauptsächlich bei älteren Menschen ist Meerrettich ein hervorragendes Heilmittel, da er regenerierend auf die Adern wirkt.

Der griechische Geschichtsschreiber Herodot erzählt, daß beim Bau der Cheops-Pyramide für Knoblauch, Zwiebeln und Rettich alleine 1600 Silbertalente für die Ernährung der Arbeitskräfte aufgewendet worden sind. Die Zwiebel und der Knoblauch galten bei den alten Ägyptern als heilige Pflanzen, denen Wunderkräfte zugeschrieben wurden. Auch Griechen und Römer wußten die heilsamen Gewürzpflanzen zu schätzen. Besonders hoch im Kurs steht bei den Juden der Knoblauch. Vermutlich hat dieses Volk seine Zähigkeit dem seit Jahrtausenden üblichen Knoblauchgenuß zu verdanken. Der Knoblauch gehört zur koscheren Nahrung, was auf hebräisch oder jiddisch soviel wie rein heißt. Die Arterienverkalkung und Lymphdrüsenstörungen sind bei den semitischen Völkern ausgesprochen seltener als bei uns. Bei den Türken und Russen ist der Knoblauch sehr beliebt. Es wird ihm eine blutdrucksenkende Fähigkeit zugesprochen. In unserem Land ist der Knoblauch bis heute wegen seines Geruchs wenig beliebt. Es gibt aber ein einfaches Mittel, diese Geruchsbelästigung schnell zu vertreiben, man braucht nur zur gleichen Zeit frische Petersilie roh zu essen.

Knoblauch gilt als ausgezeichnetes Wurmmittel. Eine halbe Zehe Knoblauch zwischen Zahnfleisch und Wangenschleimhaut gelegt, hilft oft bei Zahnweh.

Die Zwiebel ist eine gesunde und vielseitig zu verwendende Gewürzpflanze. Sie enthält reichlich Vitamin C, ihr Nachteil allerdings ist, daß es nach dem Genuß von Zwiebeln zu Darmgasen und Gärungen kommen kann. Um diese Begleiterscheinung zu vermeiden, sollten wir die Zwiebel vor dem Verzehr mit kochendem Wasser übergießen. Für Gicht- und Zuckerkranke wie auch bei Arterienverkalkung gilt die Zwiebel als Heilnahrung.

Ein altes, bekanntes Gewürz ist das Basilikum. Schon im alten Ägypten kannte man die Pflanze als Hilfe gegen Schlangenbisse und Augenleiden. Die Griechen verwendeten das Basilikumkraut zu nervenstärkenden Bädern und zum Verfeinern von Most und Wein.

Im norddeutschen Raum findet Basilikum Verwendung als Suppengewürz, vor allem bei der Zubereitung der Hamburger Aalsuppe. Als Beigabe zu vielen Speisen ist Basilikum vor allem in Italien beliebt.

Naturheilkundlich ausgerichtete Ärzte schreiben den Gewürz- und Heilkräutern auch in der Krebsprophylaxe eine nicht unwesentliche Bedeutung zu.

Wir sollten bei unserer Nahrungsumstellung mit

der Köhnlechner-Trenndiät die Gewürzkräuter in unseren Essensfahrplan aufnehmen und uns im Gewürzgarten der Natur umsehen. Es gilt Genüsse zu entdecken, die unserer Zunge schmeicheln und dem ganzen Körper Gutes tun.

EIN WORT ZUM SALZ UND ZUM WASSER

Es könnte ein Leichtes sein, durch den Entzug von Flüssigkeit und durch eine salzarme Diät schnell ein paar Pfunde abzunehmen, aber in dieser Methode verbirgt sich Gefahr! Die Flüssigkeit ist für uns ein Lebensmittel im wahrsten Sinne des Wortes. Ein Mensch kann z. B. 60 Tage überleben, ohne etwas zu essen. Aber ohne Wasser sind wir nach spätestens vier Tagen verdurstet. Unser Körper besteht zu 60 Prozent aus Wasser. Dieses Wasser füllt die Zwischenräume zwischen den Zellen aus, es füllt die Körperzellen und dient als Transportmittel, z. B. als Blut. Das Wasser ist ein überaus wichtiger Bestandteil unseres Körpers und muß in einer bestimmten Menge vorhanden sind.

Wir geben täglich etwa zwei Liter Flüssigkeit ab, die Hälfte davon durch die Haut und durch die Atemluft. Wenn wir beim Schwitzen oder bei körperlicher Arbeit mehr Wasser verlieren, muß es ersetzt werden. In besonderen Fällen kann der Körper bis zu zehn Liter Flüssigkeit pro Tag abgeben und wieder aufnehmen.

Bedenken wir darum:

- Es ist gefährlich, während einer Diät und Abmagerungskur die Flüssigkeits- und Salzgaben zu verringern.
- Bis auf ganz wenige Erkrankungen – vor allem die des Herzens – ist das Dürsten mit einer groben Körperverletzung zu vergleichen.
- Bei der nächsten Salzzufuhr kehren die verlorenen Pfunde sofort wieder zurück.
- Es stimmt zwar: Salz bindet Wasser in den Körperzellen, aber der Sinn einer wirkungsvollen Diätkur ist der Fettabbau, der mit der Flüssigkeitsmenge, die wir benötigen und zu uns nehmen, nichts zu tun hat.
- Salz bindet niemals Fett in unserem Körper!
- Ein weitgehender Verzicht auf Salz hat nur dann einen berechtigten Grund, wenn der Arzt bei Herz- oder Nierenkrankheiten zu einer kochsalzarmen Diät rät.
- Entwässerungstabletten, die vielfach zum ›Ausschwemmen‹ eingenommen und in vielerlei Formen in den Apotheken erhältlich sind, können beim gesunden Menschen Gicht, Muskelschäden und sogar die Zuckerkrankheit hervorrufen.
- Während der Köhnlechner-Trenndiät ist das Trinken von Kaffee und Tee und jede Form von Mineralwasser nicht nur erwünscht, sondern geboten!
- Unser Organismus benötigt täglich ca. 2,5 Liter Flüssigkeit. Ca. einen Liter entnimmt er der Nahrung – die restlichen 1,5 Liter müssen getrunken werden.

- Diese Flüssigkeitsmenge wird auch von Übergewichtigen während der Zeit unserer Diät unbedingt benötigt, um Schlacken und Gifte aus den zerfallenden Zellen über die Nieren durch den Harn ausschwemmen zu können.
- Sie helfen ihrem Körper und dem Stoffwechsel mit reichlich Flüssigkeit, sein Reinigungs- und Entschlackungsproblem zu bewältigen.
- Salz ist während der Köhnlechner-Trenndiät gestattet und das Würzen erwünscht. Denn Salz und Gewürze regen die Bildung von Verdauungsenzymen an.
- Wir können durch eine sorgfältige Wahl der Gewürze unsere Gesundheit unterstützen und Krankheiten vorbeugen.
- Vermeiden Sie aber die Unsitte, ohne einen Bissen probiert zu haben, rein prophylaktisch über jede Speise Salz zu streuen. Ihr Salzverbrauch wird sich dort einpendeln, wo er für Ihre Gesundheit gerechtfertigt ist!

Die Verunglimpfung des Salzes im Zusammenhang mit dem Übergewicht und dem Bluthochdruck hat die Heilkraft des Salzes in Vergessenheit geraten lassen.

Wenn Sie in Ihrer Küche ein Meersalz verwenden, eines, das mit Jod oder Fluor angereichert sein kann, oder auch ein Kräutersalz verwenden, so wirken die Spurenelemente ausgezeichnet auf die Drüsen der inneren Sekretion, sie beeinflussen deren Über- und Unterfunktion. Es ist bekannt, daß Meersalzbäder bei

Drüsenfunktionsstörungen eine günstige und heilende Wirkung ausüben. Wer an einer Über- und Unterfunktion der Schilddrüse leidet, wird mit einer Meersalz-Badekur seine Krankheit günstig beeinflussen.

Salzwickel – trocken oder feucht – helfen bei aufgedunsenen Beinen und Füßen, und das Gurgeln mit Salzwasser hat bei Hals- und Schleimhautentzündungen eine verblüffende Wirkung. Spülen Sie mit Wasser nach, die Anfälligkeit gegen Katarrh kann auf diese Weise gemindert werden.

EIN WORT ZUM ALKOHOL

Bei den meisten Diätvorschlägen heißt es strikt:

Alkohol ist streng verboten!

Bei der Köhnlechner-Trenndiät kommt dieses Verbot nicht vor, denn unsere Diät bietet nicht nur ein neues Ernährungs-, sondern auch ein anderes Trinkbewußtsein an und das heißt:

Vom Richtigen in Maßen!

Es ist töricht, den Menschen zu sagen, was unbedingt erlaubt und verboten ist, ohne zu erklären und zu raten.

Alkohol schädigt im Übermaß und täglich genossen ganz sicher nicht nur die Leber.

Warum wird bei fast jeder normalen Diätkur Alkohol in jeder Form verboten?

Die Begründung lautet: Alkohol besitzt nach dem Fett die höchste Kalorienzahl.

Wir erinnern uns:

Ein Gramm Fett hat 9,3 Kalorien.

Ein Gramm Alkohol hat 7,1 Kalorien.

Im Vergleich dazu enthalten Kohlenhydrate je Gramm nur 4,1 Kalorien.

Es wird aber nicht beachtet, daß der Alkohol uns keineswegs übergewichtig machen muß. Der Alkohol gerät sofort in den Magen, wird dort direkt verbrannt, bzw. von der Blutbahn aufgenommen. Die Alkoholkalorien verarbeitet unser Organismus sofort, diejenigen aus Fett und Kohlenhydraten, wenn sie gleichzeitig aufgenommen werden, benötigt oftmals unser Körper schon nicht mehr und er lagert sie ab in Fettdepots.

Wer viel Alkohol trinkt und nichts dazu ißt, wird niemals dick. Der typische Alkoholiker ist mager.

Im Branntwein befinden sich z. B. reichlich Kalorien, aber keine einzige besteht aus Eiweiß, Fett oder Kohlenhydraten.

Hier ist wieder ein schlagkräftiger Beweis für die Grundthese der Köhnlechner-Trenndiät zu finden: *Kalorie ist nicht gleich Kalorie,* und ein ausgetüfteltes Kalorien-Zählprogramm muß unweigerlich zum Mißerfolg führen!

Wieder gilt der Grundsatz: *vom Richtigen in Maßen!*

Wer an einen gewissen Alkoholgenuß gewöhnt ist und nicht einsieht, warum er auf sein Glas Wein am Abend verzichten soll, hat absolut recht.

Alkohol gilt seit alters her als Heilmittel. Die Soldaten des römischen Reiches erhielten jeden Tag einen Liter Wein, nicht nur um in Stimmung zu bleiben, sondern ihrer Gesundheit zuliebe; und sie waren gut zu Fuß!

›Essen und Trinken halten Leib und Seele zusammen‹, sagt das Sprichwort, jedoch wissen wir heute, daß beide zusammen – im Übermaß genossen – den Leib erheblich auseinandergehen lassen!

Unsere Lebensweise, die Bewegungsarmut, das Überangebot an leiblichen Genüssen und die uralte Regel, daß unser Körper nicht STOP sagt, sondern Fettdepots anlegt, sind schuld an dieser Entwicklung – nicht das Glas Wein am Abend!

Der sogenannte Bierbauch kommt nicht vom Biertrinken allein, Biertrinker sind meistens gute Esser, und Bier enthält noch zusätzlich Kohlenhydrate.

Frei von Kohlenhydraten sind Branntwein, Korn, Rum und Obstler, ein geringer Kohlenhydratanteil befindet sich in trockenem Sekt und in Diabetiker-Weinen, die übrigens ganz ausgezeichnet munden. Und wenn überhaupt, sind diese Weine während unserer Diät anzuraten.

Ob ein Wein die Bezeichnung ›trocken‹ verdient und wer sich vergewissern will, wie hoch der Kohlenhydratanteil ist, der kaufe sich in der Apotheke sogenannte Gluko-Streifen; ein kurzes Eintauchen genügt, um den Kohlenhydratanteil zu erkennen.

Ein hoher Alkoholkonsum ist der Gesundheit mit Sicherheit abträglich.

Der alleinige Alkoholgenuß – ohne ausreichende feste Nahrung – macht sich in absehbarer Zeit durch Symptome der Mangelernährung bemerkbar. Dem Alkohol fehlen in erster Linie Eiweiß und Vitamine –

auch wenn bis zu 50 Prozent unseres Grundumsatzes von Alkoholkalorien bestritten werden können.

Bedenken wir darum:

- Die Kalorien aus Alkohol haben in unserem Körper bei der Verbrennung die ›Vorfahrt‹.
- Sie haben den ausgesprochenen Nachteil, vollkommen leer zu sein, ohne die Begleitung lebenswichtiger Nährstoffe.
- Wer einen großen Alkoholkonsum hat, schädigt auf die Dauer nicht nur die Leber und das Gehirn, er muß auf seine Ernährung besonders achten!
- Ähnlich wie bei der Verbrennung des Zuckers, benötigt unser Körper im Zusammenhang mit der Auswertung der Alkoholkalorien das Vitamin B 1, das Thiamin, mehr als es normalerweise üblich ist.
- Menschen, die viel Alkohol konsumieren, leiden an Vitaminmangel, ohne es zu wissen. Dieser zeigt sich durch Gewichtsabnahme, Verdauungsstörungen, Appetitlosigkeit.

Um den Übergang zwischen Genuß und Sucht beim Alkohol erkennen zu können, gibt es Richtwerte, die als Orientierungshilfen gelten können.

Dieser Richtwert liegt bei 40 Gramm reinem Alkohol täglich, der nach Ansicht von Experten dem gesunden Erwachsenen keinen Schaden zufügt.

40 Gramm Alkohol bedeuten zwei Gläser Wein oder ein Liter Bier oder vier Gläschen hochprozentigen Alkohols.

Wer während der Köhnlechner-Trenndiät zwei

Gläser trockenen Wein am Abend trinkt, liegt absolut innerhalb der tolerierten Menge.

Wer auf Bier nicht verzichten kann, sollte während der Zeit der Diät auf Weißbier ausweichen, es enthält unter den Bieren die wenigsten Kohlenhydrate.

Wer allerdings zum Mittagessen täglich seine zwei Biere, am Nachmittag einen Cognac und am Abend eine Flasche Wein trinkt, darf sich nicht wundern, wenn die Köhnlechner-Trenndiät den gewünschten Erfolg nicht zeitigt.

Er hat mit 100 Gramm reinem Alkohol die Toleranzschwelle weit überschritten und wird über kurz oder lang feststellen, daß er sich und seine Leber vergiftet.

In diesem Zusammenhang sei eingefügt, daß es bei Vitaminmangelzuständen nach übermäßigem Alkoholgenuß, sowie bei Infektionsgefahr, gegen Leistungsabfall und Ermüdungs- und Erschöpfungszustände und zur Ergänzung der Diätkost zusätzliche Vitamingaben ermöglichen, zum Wohlbefinden zurückzufinden. Empfehlenswert ist der Multi-Vitamin-Orangentrunk von HERMES. Er enthält tatsächlich nur 75 Milligramm Kohlenhydrate pro Tablette und ist darum im Verlaufe unserer Diät anderen Produkten vorzuziehen, die 50 Prozent Zucker enthalten, und diese schlagen während der Trenndiät zu Buche.

Diese Vitamin-Brausetabletten bewirken lediglich eine leicht saure Reaktion, keinesfalls aber eine Übersäuerung des Magens. Sie enthalten 3000 internationale Einheiten Vitamin A, was dem Tagesbedarf eines Menschen entspricht.

Die Produkte anderer Firmen dürfen seit dem 1. Januar 1980 kein Vitamin A mehr enthalten, stattdessen wird diesen Präparaten Karotin zugesetzt, aus dem der Körper Pro-Vitamin-A aufbaut.

Jedoch ist der Nutzeffekt längst nicht so hoch – er beträgt schätzungsweise nur 33 Prozent.

Neben der günstigen Zusammensetzung enthält das Multivitamin-Präparat von HERMES Spurenelemente, vor allem 10 Milligramm Magnesiumoxyd.

Das Magnesium ist für unseren Körper unentbehrlich und wird im Rahmen der Köhnlechner-Trenndiät besonders bevorzugt betrachtet.

Zum Schluß sei noch ein Wort zum Alkohol, insbesondere zum Wein, gesagt.

Trinken Sie ruhig während der Diät am Abend 1 bis 2 Gläser trockenen Wein. Wichtig aber ist, daß Sie sich an die Gebote der Trenndiät halten – Hände weg von den Kohlenhydraten! Zum Beispiel würden 60 Gramm Erdnüsse, zwei Kartoffelchips und zwei Gläser Wein den Gegenwert von einem mittleren Eisbein mit Sauerkraut und Kartoffeln ausmachen.

Der Wein allein aber, selbst wenn Sie 0,7 Liter trinken würden, hat ohne Kohlenhydrat-Zufuhr nur ca. 425 Kalorien.

Sie werden mit und durch die Maßnahmen der Köhnlechner-Trenndiät lernen, ohne Hunger und Entbehrungen, sondern durch ein geschicktes Umgehen mit dem Richtigen, überflüssige Pfunde abzubauen. Sie lernen, Ihre Ernährung bewußt zu planen. Niemand von uns kann sich heute noch erlauben, wie zu Zeiten unserer Urgroßeltern zu leben – wie im Zeitalter der Postkutschen, der ein bis zwei Pferdestärken, blindlings über die Straßen zu schlendern!

Ebenso hat unsere Ernährung neue Maßstäbe bekommen, wir müssen sie erkennen und uns danach richten.

EIN WORT ZUM HONIG

Der Zucker ist während der Köhnlechner-Trenndiät völlig von Ihrem Speiseplan gestrichen, aber der Honig zum morgendlichen Obstessig ist erlaubt. Warum?

Honig und Zucker unterscheiden sich. Im Honig sind vier verschiedene Arten von Zucker enthalten, die im Verbund unseren Blutzuckergehalt nicht weiter erhöhen, als es unserem Organismus guttut.

Der Honig ist so alt, wie die Bienen, und Bienenfossilien sind in Tertiärformationen gefunden worden, die vor 30 Millionen Jahren entstanden.

Wissenschaftler vermuten, daß es Bienen noch viel länger auf dieser Erde gibt, mindestens seit 42 Millionen Jahren. Bienen scheiden ein Antibiotikum aus, so daß ihnen weder Viren noch Bakterien etwas anhaben können. Auf diese Weise überlebten sie, und der Honig ist für uns Menschen heute ein unersetzliches Geschenk der Natur. Der Honig galt schon in der frühen Geschichte der Menschen als Naturheilmittel – er diente den Mönchen jahrhundertelang, um Krankheiten zu heilen. Der Bienenhonig wird häufig im Zusammenhang mit der Wundbehandlung genannt.

Es ist heute bekannt, daß der Honig sehr schnell vom Blutkreislauf aufgenommen wird, und er ist ausgezeichnet dafür geeignet, rasch Energie zu spenden. Er reizt die inneren Wände des Verdauungstraktes nicht und wird von den Nieren – im Gegensatz zum weißen Zucker – leicht verarbeitet.

Der Honig hat eine mild abführende Wirkung und gilt als nervenberuhigend und -stärkend.

Manche Mutter kennt noch heute die therapeutische Wirkung von einem Glas heißer Milch mit Honig angereichert, wenn Kinder erkältet sind. Ein trockener Husten wird vom Honig in den meisten Fällen schnell beseitigt.

Kaum ein anderes Nahrungsmittel ist so reich an Vitaminen, Enzymen, Säuren und Mineralien, wie das Geschenk der Natur, der Honig.

Darum ist es für unsere Gesundheit bedeutsam, daß wir den täglichen Obstessig am Morgen, während der Trenndiät-Kur, mit Honig süßen.

Der Honig ist nicht zu ersetzen, am wenigsten durch unseren üblichen weißen Zucker.

XII

Rezepte und Empfehlungen für die richtige Trenndiät:

›Essen ist eine Notwendigkeit, aber essen können ist eine Kunst‹

La Rochefoucauld (1613–1680)

Unter dieser Überschrift finden Sie auf den folgenden Seiten Rezeptvorschläge für die Köhnlechner-Trenndiät.

Sie sind unter der Voraussetzung zusammengestellt, Ihr neues Ernährungsbewußtsein zu unterstützen, Sie um einige Pfunde zu erleichtern und Ihrem Körper vom Richtigen genügend zuzuführen – ihn aber gleichzeitig richtig zu entschlacken.

Das Frühstück – ein wichtiger Start in einen erfolgreichen und harmonischen Tag.

Denken Sie jeden Morgen nach dem Aufstehen daran: Trinken Sie ein bis zwei Eßlöffel Obstessig und einen Teelöffel Honig in einem Glas Wasser verdünnt.

Zum Frühstück sind Kaffee und alle Arten von Tee erlaubt – bitte mit Süßstoff süßen!

1. Eifrühstück mit Quark

1 weichgekochtes Ei, 2 Scheiben Vollkornbrot, 50 g, 2 EL Magerquark

2. Gervais-Frühstück

½ Gervais (30 g), 60 % F. i. Tr., 2 Scheiben Roggenbrot (90 g)

3. Hartkäse-Frühstück

2 Scheiben Grahambrot, 30 g Schnittkäse (1½ Scheiben) 45 % F. i. Tr.

4. Weichkäse-Frühstück

30 g Schmelzkäse, 45 % F. i. Tr., 90 g (2 Scheiben) Grahambrot

5. Ei-Tomaten-Frühstück

100 g Vollkornbrot, 50 g (2 EL) Magerquark, 1 weichgekochtes Ei, 2 kleine Tomaten

6. Joghurt-Schinken-Frühstück

1 Becher Joghurt, 1 Scheibe Schwarzbrot mit Butter, Bündner Fleisch mit einer Essiggurke oder Melone

7. Kalbsleberwurst-Frühstück

3 Scheiben Knäckebrot mit Kalbsleberwurst, Senf, Tomate, ein Glas Buttermilch

8. Rühreier-Frühstück

2 Scheiben Vollkornbrot mit Butter, 2 Rühreier mit Schnittlauch, 1 kleines Glas Tomatensaft, 5 g Margarine zum Braten

9. Lachsschinken-Frühstück

1 Knäckebrot mit Butter und Lachsschinken, 1 Schwarzbrot mit Magerquark, Schnittlauch und etwas kleingehackte Petersilie

10. Quark-Müsli-Frühstück

100 g Hüttenkäse oder Magerquark, 1 kleingeschnittene Grapefruit, 18 Gramm kernige Haferflocken, flüssiger Süßstoff

11. Eier- und Schinkenbrot-Frühstück

2 Scheiben roher Schinken, 1 Ei, 2 Scheiben Vollkornbrot, 5 g Margarine zum Braten

Wenn Sie nicht frühstücken mögen und nur Tee oder Kaffee zu sich nehmen, dann können Sie die Kohlenhydrate vom Frühstück am Vormittag oder zur Vesper essen, nicht aber das Brot als Beilage zu einer Eiweiß-Hauptmahlzeit verwenden.

SUPPEN UND VORSPEISEN ZU DEN HAUPTMAHLZEITEN

Denken Sie daran, eine Tasse Kaffee vor dem Essen oder ein Glas Mineralwasser lindern den Heißhunger!

1. Bunte Hühnersuppe

100 g gekochtes Hühnerfleisch, 100 g gemischtes Suppengemüse, $^1/_2$ l Hühnerbrühe entfettet, 1 Prise Curry

2. Kalte Gemüsesuppe

$^1/_2$ Zwiebel in dünne Scheiben geschnitten, gedünstete Spinatblätter, 1 Knoblauchzehe zerdrückt, 1 TL Kräuteressig, $^1/_8$ l Tomatensaft, $^1/_4$ Paprikaschote, 1 Tomate, 50 g Salatgurke, 1 hartes Ei, $^1/_2$ TL Öl, 1 Prise Pfeffer und Salz, $^1/_8$ l kaltes Wasser

3. Tomatensuppe

1 EL Tomatenmark aus der Dose, 40 g Zwiebel (im Mixer zerkleinert), 1 EL Pilze (Champignons gehackt), 3 g Öl, 1 Prise Salz, 3/8 l Wasser, 1 dünnes Blatt Gelatine

4. Schildkrötensuppe

aus der Dose eignet sich ausgezeichnet als Vorspeise zur Hauptmahlzeit.

Denken Sie daran, Spargelbrühe und Blumenkohlsud, ebenso entfettete Fleisch- oder Hühnerbrühe, die Sie mit einem Eigelb verfeinern und mit Kräutern bestreuen können, eignen sich ausgezeichnet als Auftakt zur Hauptmahlzeit.

5. Hühnersalat

100 g Hühnerfleisch gekocht, 1 EL Zwiebelwürfel, 100 g Rotkraut aus Glas oder Dose, 1 Gewürzgurke

6. Feinschmeckerröllchen

100 g Roastbeef, 50 g Rotkraut aus Dose oder Glas, 2 Gewürzgurken, 1 Tomate

7. Krabbensalat

50 g Krabben aus der Dose, 2 EL Magerquark, 1 EL Magermilchpulver, 1 EL Sanddorn, 3 EL heißes Wasser, 1 TL geriebener Meerrettich, 1 TL Zitronensaft, 1 TL Pflanzenöl und grüne Salatblätter

8. Spargel-Krabben-Salat

50 g Krabben aus der Dose, 200 g Spargel aus der Dose, 3 EL Spargelsaft, 50 g Magerquark, 1 EL Magermilchpulver, 1 EL feingehackte Petersilie, 1 hartgekochtes Ei, 1 TL Pflanzenöl, 1 EL Kräuteressig

9. Gefüllte Tomaten

2 Tomaten, 50 g Rinderhackfleisch, 50 g Quark, 1 Eigelb, 1 Prise Salz, 1 Prise Paprikapulver, 1 EL gehackte Petersilie
(Wahlweise können Sie die Tomaten auch mit einer Mischung aus Magerquark, einem Eigelb, 1 TL Senf und Meerrettich füllen.)

Als Vorspeise eignet sich Quark in jeder Form, in Verbindung mit verschiedenen Kräutern, Meerrettich, Curry, Pfeffer, Paprikapulver, Senf. Sie können in den Quark Radieschen, Gurkenstücke, Anchovis, ein gewürfeltes hartes Ei geben, der Fantasie sind keine Grenzen gesetzt. Richten Sie den würzigen Quark appetitlich auf einem großen Salatblatt an, Sie werden das Brot dazu nicht vermissen!

Sie können unter den Vorschlägen auswählen, sie untereinander austauschen und gleichzeitig Ihre Phantasie spielen lassen. Die Hauptsache ist, Sie essen keine Kohlenhydrate, sondern zwei eiweißreiche, fettarme Mahlzeiten am Tag.

1. Gegrilltes Rinderfilet

200 g Rinderfilet, 1 Prise Rosmarin, 1 Prise Meersalz, ½ TL Pflanzenöl, dazu – je nach Jahreszeit – Salat mit Pflanzenöl angemacht.

2. Kalbsschnitzel natur

125 g Kalbsschnitzel, 150 g Joghurt, 20 g Gurke, je eine Prise Salz und Paprika sowie Pfeffer, 10 g Pflanzenöl; dazu paßt Blattspinat gedünstet mit Knoblauch abgeschmeckt.

3. Pikante Rinderleber

150 g Rinderleber, ½ Zwiebel in Ringen, 1 TL Pflanzenöl, je eine Prise Salz, Paprikapulver und Curry; essen Sie dazu gedünstete Möhren und geben Sie einen TL Butter oder Margarine dazu – mit Petersilie bestreuen!

4. Rindfleisch mit grüner Sauce

150 g gekochtes mageres Rindfleisch, zur Sauce: Petersilie, Schnittlauch, Dill, Basilikum, Estragon, Kerbel, 1 EL Majonaise aus dem Glas, eine Prise Meersalz (evtl. die Sauce mit etwas Magerquark verlängern); als Beigabe eignet sich Blumenkohl, in Salzwasser gekocht

5. Fleischpudding

150 g mageres Rinderhack, 100 g Magerquark, 1 EL Zwiebelwürfel, 1/2 TL Curry, 1 EL gewiegte Petersilie, 1 TL Pflanzenöl, 1 Prise Salz – alle Zutaten im Wasserbad kochen lassen; dazu grünen Salat, Eis- oder Feldsalat mit Essig und Öl angemacht.

6. Kutteln mit Apfelwein

200 g Kutteln, 50 g Möhren in Scheiben, 1 EL Pflanzenöl, 1 EL Zwiebelwürfel, 1 zerkleinerte Knoblauchzehe, 1 Lorbeerblatt, 3/8 l Apfelwein, je 1 Prise Pfeffer und Salz

7. Gespicktes Rinderherz

(für 4 Personen!)

1 Rinderherz, 2 große Möhren, 1 Prise Salz, etwas Pfeffer, 40 g Pflanzenmargarine oder -öl, 60 g magerer geräucherter Speck, 4 mittlere Zwiebeln, 1 Lorbeerblatt, 2 Nelken, 1 Tasse Rotwein

8. Kohlroulade

2 weichgekochte große Weißkohlblätter, 125–150 g Rinderhack, je eine Prise Pfeffer und Salz, 1 Ei, etwas entfettete Fleischbrühe, 1 TL Pflanzenöl zum Braten

9. Roulade vom Kalbsschnitzel

1 Kalbsschnitzel, 1 Scheibe gekochter Schinken, 1 hartgekochtes Ei, 1 TL Pflanzenöl zum Braten, grüne Salatblätter; dazu paßt Tomatensalat

10. Pfeffersteak

150 g Rindersteak, Pfefferkörner zum Spicken, Pflanzenmargarine oder -öl zum Braten; dazu essen Sie Mangold oder grüne Bohnen, in etwas Butter und Fleischbrühe gedünstet.

11. Kalbsleber

150 g Kalbsleber, 1 TL Pflanzenöl, 1 dünne Scheibe magerer geräucherter Speck, dazu essen Sie Lauchgemüse, die ganzen Stangen in Salzwasser gekocht.

12. Kalbszunge für 2 Personen oder 2 Tage

1 Kalbszunge, 1 mittlere Zwiebel, Suppengrün von Sellerie- und Petersilienwurzel, ½ TL Salz; dazu essen Sie wahlweise Bohnensalat oder Spargel.

13. Kassler Rippchen

Kaufen Sie ein mittelstarkes, mageres Rippchen, essen Sie dazu reichlich Grünkohl, in welchem Sie 100 g mageren Räucherspeck mitkochen.

14. Sülzkotelette

Kaufen Sie ein fertiges Sülzkotelett; als Beilage eignet sich Weißkrautsalat

15. Hammelkotelette mit Zwiebelsauce

1–2 magere Hammelkoteletts, je 1 Prise Pfeffer und Salz, 1 EL Pflanzenöl, Zwiebelringe, 1 EL saure Sahne; dazu eignet sich Blattspinat, den Sie mit Butter dünsten und mit 20 g geriebenem Käse bestreuen.

Essen Sie zum Fleisch soviel Gemüse wie Sie mögen. Bevorzugen Sie die grünen Gemüse wie Spinat, Mangold und Grünkohl, sie sind magnesiumhaltig, sie entsprechen der Köhnlechner-Trenndiät – einer grünen Diät.

sind eine Zauberformel, um schlank zu werden und zu bleiben und trotzdem wertvolles Eiweiß zu sich zu nehmen.

1. Fischfilet auf franz. Art

300 g Rotbarschfilet, 2 kleine Tomaten enthäutet, 1 kleine Zwiebel in Scheiben geschnitten, 1 TL Zitronensaft, 1 TL Pflanzenöl, 1 Glas Weißwein zum Übergießen

2. Fischroulade mit Gurkenfüllung

200 g Fischfilet nach Wahl, 1 EL Zitronensaft, 1 EL Zwiebelwürfel, 1 Prise Curry, 2 TL Pflanzenöl, 1 EL Weißwein, 1 Gewürzgurke

3. Bunter Fischtopf

200 g Fischfilet (Rotbarsch oder Schellfisch), 200 g feingeschnittenes Gemüse (Sellerie, grüne Bohnen, Blumenkohl, Karotten), 1 EL Zwiebelwürfel, 1 TL Meerrettich, 1/2 TL Paprikapulver, 2 TL Pflanzenöl, je 1 Prise Pfeffer und Salz

4. Fischroulade mit Sauerkraut

300 g Fischfilet (Kabeljau oder Schellfisch), 100 g Sauerkraut, 4 EL Joghurt, 2 TL Pflanzenöl, 1 EL Tomatenmark aus der Dose, 1 EL Zitronensaft, 1/2 TL Paprika, 1 Prise Salz

5. Fischfilet auf Gurkenscheiben

200 g Fischfilet, 150 g Gurkenscheiben, 1 Prise Salz, 1 Glas Weißwein, 1 TL Pflanzenöl, 1 TL geriebener Majoran

6. Schellfisch mit Möhrenpüree gefüllt

(für 4 Personen!)

1 ganzer Schellfisch, 1/2 l Wasser, etwas Salz, Lorbeerblatt und Nelken, für die Füllung: 4 Möhren, Salz, etwas Pfeffer, 1 Eigelb, 1/2 Bund gehackte Petersilie (aus den Möhren Püree bereiten!)
Sie können wahlweise auch eine Mangoldfüllung in den Fisch geben.

7. Fischsalat

(für 4 Personen!)

500 g gekochter Fisch, 2 kl. Tomaten, 1 grüne und 1 rote Paprikaschote, 1 kl. Dose Spargel, für die Marinade: 3 EL Pflanzenöl, 1 EL Zitronensaft, Salz, Pfeffer, etwas Süßstoff, gehackter Dill.

1. Mokkagelee für 2 Personen

10 g Kaffeepulver, $^{1}/_{10}$ l Wasser, $^{1}/_{10}$ l Milch, 3 Blatt eingeweichte Gelatine, flüssiger Süßstoff, steifgeschlagenes Eiweiß zum Garnieren

2. Zitronenquark für 2 Personen

200 g Magerquark, Zitronensaft, Süßstoff, etwas Sahne zum Glattrühren, geschlagenes Eiweiß zum Garnieren

3. Buttermilchspeise

$^{2}/_{10}$ l Buttermilch, Saft von einer Zitrone, Süßstoff, 3 Blätter Gelatine, mit Eiweiß garnieren

4. Moccacreme für 2 Personen

200 g Magerquark mit Sahne glattrühren, Kaffeepulver und Süßstoff nach Geschmack

5. Grapefruitquark für 2 Personen

200 g Magerquark, 1 Eigelb, 1 Grapefruit, Süßstoff nach Geschmack

6. Weinschaum

$^{1}/_{8}$ l Johannisbeerwein, Süßstoff, 3 Blätter Gelatine, Vanillemark, Eiweiß, glatt geschlagen, zum Garnieren

XIII

Ausführliches über alle Vitamine – sie sind mehr als nur eine Modeerscheinung

Das Vitamin A ist u. a. das Vitamin für die Augen, denn Nachtblindheit und Lichtempfindlichkeit sind auf den Mangel von Vitamin A zurückzuführen. Fehlt es an Vitamin A, kann es zur Bildung von Gerstenkörnern am Lidrand, zu Juckreiz, zum Brennen der Augen und zu Hornhautgeschwüren kommen. Das Haar trocknet aus, die Kopfhaut neigt zu Schuppenbildung, die Fingernägel werden brüchig oder spalten sich.

Das Vitamin A beeinflußt die Haut. Fehlt es in der Nahrung, kann es zu Hautunreinheiten kommen. Mitesser, Eiterpusteln können auftreten, denn abgestorbene Zellen verstopfen die Poren – die Haut wird hornig, sie verliert ihre Geschmeidigkeit, sie neigt zur Bildung von Geschwüren und Furunkeln. Vitamin-A-reiche Kost sorgt für ein gesundes Wachstum der Fingernägel, Haut und Haare. Das Vitamin A ist für den festen Zahnschmelz verantwortlich und für die ausreichende Bildung von weißen und roten Blutkörperchen. Es gilt als wahrscheinlich, daß eine ausreichende Zufuhr von Vitamin A das Altern hinauszögert. Vitamin A enthalten Karotten, Tomaten, Aprikosen, Bananen, Mais, Kürbis, grünblättrige Gemüse, vor allem Petersilie, Broccoli. Da Vitamin A durch den Einfluß von Sauerstoff zerstört wird, sollte z. B. Karottensalat sofort nach dem Reiben genossen werden und Karottengemüse benötigt die Beigabe von Margarine oder Butter, da das Vitamin A nur dann dem Körper zugute kommt, wenn es in Zusammenhang mit Fett angeboten wird. Vitamin-A-haltig sind außerdem Leber, Butter, Eigelb, Milch und Sahne. Der Lebertran enthält reichlich Vitamin A.

Die B-Vitamine

Von den B-Komplex-Vitaminen sprechen die Biochemiker, denn niemals kommt ein B-Vitamin alleine vor. Die B-Vitamine ergänzen sich auch untereinander in unserem Körper – fehlt eines, springt das andere dafür ein. In der Hefe oder der Leber sind z. B. mehr B-Vitamine enthalten, als bisher überhaupt bekannt sind.

Fehlt das B1-Vitamin, kommt es im menschlichen Körper zu Mangelerkrankungen wie Muskellähmung, Herzschwäche, Nervenentzündung, Verstopfung, Appetitlosigkeit und zu krankhafter Müdigkeit.

Selbst Depressionen werden auf einen Vitamin-B-1-Mangel zurückgeführt.

Fehlt es an Vitamin B1, stellen sich außerdem Gedächtnisschwäche, Angstzustände und Entschlußlosigkeit ein. Die Begründung ist einfach, denn die Gehirnzellen benötigen zur Energiegewinnung Blutzucker, fehlt aber Vitamin B 1, kann dieser nicht ausreichend umgewandelt werden, es kommt zu einer vergiftenden Wirkung, und die Ansammlungen von Milch- und Brenztraubensäure können nicht genügend abgebaut werden. Bei Herzleiden muß für eine ausgewogene Vitamin-B-1-Dosierung gesorgt werden. Dieses Vitamin, auch Thiamin genannt, aktiviert die Tätigkeit des Herzmuskels. Durch die modernen Methoden des Ausmahlens, ist dem Weizenmehl das Vitamin B 1 fast völlig entzogen. Vitamin B 1-Lieferanten sind Weizenkeime und unveredelte Kornfrüchte, sowie Erbsen, Bohnen, Leber und Nieren, Schweinefleisch und Eigelb.

Da alle B-Vitamine wasserlöslich sind, kann sie unser Körper nicht speichern. Tägliche Gaben mit der Nahrung sind notwendig, damit wir gesund und leistungsfähig bleiben können.

Vitamin B 2 ist zusammen mit dem Vitamin A für das Hören und Sehen, die Fortpflanzung, das Wachstum und den Eisenstoffwechsel in unserem Organismus verantwortlich. Es kommt in Hefe, Fleisch, Innereien, aber auch in grünem Blattgemüse vor.

Das Vitamin B 6 ist ebenfalls an verschiedenen Stoffwechselvorgängen beteiligt. Fehlt es an Vitamin B 6, kommt es zu Hautveränderungen und Nervenstörungen.

Getreide, Milchprodukte, Eier und vor allen Dingen Hefe, sind die wichtigsten Vitamin-B-6-Lieferanten.

Eine große Bedeutung im Stoffwechsel unseres Nervensystems hat das Vitamin B 12. Fehlt es in unserem Körper, kommt es zur perniciösen Anämie, einer schweren Bluterkrankung. Es ist vor allem in der Leber, die wir essen, enthalten.

Vitamin D

Wenn wir als Kinder Lebertran schlucken mußten, dann ging es darum, Vitamin D aufzunehmen, denn dieses Vitamin bekämpft vor allem die Rachitis.

Fehlt es an Vitamin D, bleiben die Knochen weich; eine gesunde Kallusbildung kann nicht erfolgen.

Vitamin D kommt in Milch, Butter und Eigelb vor und als Provitamin ist es in verschiedenen Gemüsen anzutreffen. Es ist auch als Sonnenvitamin bekannt.

Das Vitamin E gilt als Fortpflanzungsvitamin für die Furchtbarkeit und gegen die Sterilität. Vitamin E regt die Bildung der Sexualhormone an und kommt reichlich in Weizenkeimen vor, außerdem in Mais, Bohnen und Reis und in Blattgemüsen.

Das Vitamin K ist ein bedeutsamer Faktor für die Funktion des Blutgerinnens.

Fehlt das Vitamin K, entsteht Blutungsneigung.

Das Vitamin P sorgt dafür, daß die Kapillaren, die kleinsten Äderchen in unserem Körper, nicht durchlässig werden.

XIV

Über die Spurenelemente, die unser Körper dringend benötigt

Mineralstoffe sind im Körper in winzigen Spuren vorhanden – sie werden darum auch als Spurenelemente bezeichnet. Sie sind unbedingt notwendig, um alle psychischen und physischen Abläufe in unserem Körper zu steuern und zu gewährleisten. Ihre Aufgabe ist, das Säure-Basen-Gleichgewicht, den Flüssigkeitshaushalt und die Elastizität des Muskelgewebes zu kontrollieren und seine Funktionen zu unterstützen. Die Mineralstoffe sorgen für ein kräftiges Knochengerüst ebenso, wie für starke Nerven und für eine gute Auswertung der Nahrung. Ca. 4 bis 5 Prozent unseres Körpergewichts bestehen aus Mineralstoffen.

Sie sind in allen Geweben und Flüssigkeiten unseres Körpers anzutreffen, besonders aber in Zähnen, in Knorpeln und vor allem in unserem Knochengerüst. Wenn es an den wichtigen Spurenelementen fehlt, ist die Wirkung der Vitamine gleich Null. Die Mineralstoffe tragen zu einem guten Gesundheitszustand bei – sie sind von entscheidender Bedeutung für unser Wohlbefinden.

Das Calcium erhält eine besondere Bedeutung für unseren Knochenbau und ein gesundes Gebiß. Es erfüllt aber noch viele andere Aufgaben in unserem

Körper. Das Blut befördert das Spurenelement Calcium zu den Knochen, dort wird es durch das Vitamin D aktiviert, damit es sich in den Knochen ablagern kann. Das Calcium ist für den Fötus in der vorgeburtlichen Phase, später in der Kindheit und Jugend, dann wenn die ersten und zweiten Zähne wachsen, von entscheidender Bedeutung.

Das Calcium ist für die Tätigkeit des Herzens und seine ungestörte Arbeit des Ausdehnens und Zusammenziehens von großer Wichtigkeit. Das Blutplasma benötigt das Calcium, damit das Blut gerinnen kann.

Calcium befindet sich in Milch und allen Milchprodukten, in grünen Gemüsen wie Mangold, Grünkohl, Spinat und Kresse, in Eidotter und Blumenkohl, in Schellfisch und Austern, in Mandeln, Kleie, Zitronen und Ananas, in Himbeeren und Haferflocken. Gemüse, das Calcium enthält, verliert dieses beim Kochen.

Beim Mineralstoff Chrom handelt es sich um ein bedeutsames Spurenelement, weil es beim Glukosestoffwechsel unseres Körpers eine wichtige Rolle spielt. Über das Mineral Chrom ist allerdings bislang zu wenig bekannt, um einen Richtwert für den täglichen Bedarf festsetzen zu können. Wir nehmen Chrom auf, indem wir Vollkornprodukte und Hefe zu uns nehmen.

Das Spurenelement Kobalt ist ein Mikronährstoff und gilt als Bestandteil von Vitamin B 12. Es ist zur Herstellung der roten Blutkörperchen unerläßlich, und es verhütet bestimmte Arten der Blutarmut.

Gemeinsam mit dem Eisen ist das Spurenelement Kupfer zur Herstellung des Hämoglobins im Blut notwendig. Kupferhaltige Nahrungsmittel sind

Schellfisch, Austern, Leber, Nieren und Hirn und grüne Gemüsesorten.

Das Spurenelement Fluor kommt in der Natur in Verbindung mit dem Calcium vor. Unsere Knochen und Zähne enthalten dieses Spurenelement, und es wirkt vorbeugend gegen Karies. Die beste natürliche Möglichkeit, Fluor aufzunehmen, geschieht durch Trinkwasser, das dieses Spurenelement enthält.

Das Jod ist für unsere Gesundheit außerordentlich wichtig, um eine Vergrößerung der Schilddrüse – also den Kropf – zu verhüten. Das Jod beeinflußt die Produktion von Hormonen, die den Stoffwechsel regulieren. Es können Kinder durch starken Jodmangel in ihrem natürlichen Wachstum behindert werden. Eine zuverlässige Jodquelle sind Salze, die mit Jod angereichert sind.

Das Eisen ist ein Spurenelement, das in unserem Körper in geringerem Maß vorhanden ist, als es benötigt wird. Das Eisen ist notwendig zur Herstellung von Hämoglobin, dem Farbstoff der roten Blutkörperchen. Blutarmut äußert sich in der Folge von Eisenmangel, bei Kindern kommt es zu Wachstumsverzögerungen, wenn das Spurenelement Eisen nicht ausreichend vorhanden ist. Lamm- und Kalbsleber bieten den größten Eisengehalt gefolgt von Rinder- und Hühnerleber. Eisen ist weiterhin enthalten in Fisch, grünen Blattgemüsen, Kartoffeln, Fleisch, in Eigelb, Sirup und Rosinen.

Das Mineral Phosphor ist zur Gesunderhaltung von Knochen und Zähnen und deren Wachstum ebenso notwendig wie das Calcium. Es wird vom Muskelgewebe und auch vom Nervengewebe benötigt, und unser Körper braucht Phosphor, um Fette auswerten zu können. Fehlt es am Phosphor, kommt es zu Rachitis, Knochendeformationen, Gewichtsverlust und allgemeiner Schwäche. Phosphor bieten uns Leber, Eier, Milch, Mehlprodukte, Walnüsse und Erdnüsse. Ebenso sind Fleisch und Fisch, Spargel, Blumenkohl und Mangold Phosphorlieferanten.

Das Kalium ist gemeinsam mit Calcium und Magnesium für unsere Herztätigkeit von außerordentlicher Wichtigkeit. Auch das Nervensystem benötigt Kalium. Durchfall und Erbrechen können Kaliummangel erzeugen. Kaliummangel äußert sich durch Schwindelgefühl, Durst und Muskelschwäche. Kalium befindet sich in frischem Gemüse, frischem Fleisch und Geflügel, in Bananen, Avocados, ganz besonders aber in Paranüssen.

Das Natrium trägt entscheidend zur Erhaltung des Flüssigkeitshaushaltes in unserem Körper bei. Es unterstützt in Verbindung mit Calcium und Kalium die Herztätigkeit. Auch eine gesunde Funktion unseres Nervensystems ist vom Natrium abhängig.

Wir sind am Ende unseres Plädoyers für die Köhnlechner Trenndiät angelangt.

Auch wenn Benjamin Franklin einst sagte, daß nur ein Prozent der Menschheit fähig sei, selbständig zu denken, sind wir doch weitaus optimistischer, daß die Denkanstöße, Erklärungen und praktischen Hinweise dieses Buches einen größeren Prozentsatz von Menschen ermuntern, ihre Eßgewohnheiten zu überdenken und mit Hilfe der Köhnlechner-Trenndiät zu einer gesunden Ernährungs- und Lebensweise zurückzufinden.

Aus dieser Tabelle ist zu ersehen, wieviel Nährstoffe im verzehrbaren Anteil von 100 Gramm eingekauften Nahrungsmitteln enthalten sind.

Nahrungsmittel	Eiweiß g	Fett g	Kohlenhydrate g
TIERISCHE NAHRUNGSMITTEL			
Fleisch und Fleischwaren			
Schweinefleisch, sehr mager	21	4	–
Schweinefleisch, mager	19	7	–
Schweinefleisch, mittelfett	18	21	–
Schweinefleisch, fett	10	37	–
Schweinefleisch, sehr fett	8	46	–
Rindfleisch, sehr mager	22	2	–
Rindfleisch, mager	15	11	–
Rindfleisch, mittelfett	15	18	–
Rindfleisch, fett	14	24	–
Hackfleisch (halb und halb)	20	14	–
Kalbfleisch, mittelfett	16	8	–
Hammelfleisch, mittelfett	13	20	–
Kaninchenfleisch	16	6	1
Herz, Rind u. Kalb	12	5	1
Hirn (Kalb)	10	8	1
Kaldauen (Kutteln)	19	2	–
Leber (Kalb)	18	4	4
Leber (Rind)	18	3	6
Leber (Schwein)	19	5	1

Nahrungsmittel	Eiweiß g	Fett g	Kohlenhydrate g
Lunge (Kalb)	13	2	–
Niere (Kalb)	15	6	1
Zunge (Rind)	12	12	–
Schinken, geräuchert, roh	16	29	–
Schinken, gekocht	19	20	–
Speck, fett	2	80	–
Speck, durchwachsen	8	60	–
Blutwurst	14	44	–
Bratwurst	9	49	–
Fleischwurst	12	22	–
Leberkäse	13	23	–
Leberwurst	12	40	1
Leberwurst, mager	17	21	2
Mettwurst	12	51	–
Mortadella	12	32	–
Salami	17	47	–
Schwartenmagen	15	20	–
Zervelatwurst	17	41	–
Dosenwürstchen	13	20	–
Frankfurter Würstchen	13	21	–
Kasseler Rippchen	15	22	–
Roastbeef	25	14	–
Corned beef, deutsch	22	6	–
Bratensauce, kochfertig	10	10	53
Fleischbrühe	1	1	1
Gekörnte Brühe	25	8	–
Knochen (auskochbar)	–	6	–
Gelatine	84	–	–
Hase	17	2	–
Reh (Rücken)	16	3	–
Wildgeflügel i. D.	13	3	–

Nahrungsmittel	Eiweiß g	Fett g	Kohlenhydrate g
Ente	15	14	–
Gans	10	20	–
Huhn (Brathuhn)	15	4	–
Suppenhuhn	20	13	–
Truthahn	15	15	–
Fische und Fischwaren			
Aal	9	18	–
Heilbutt	14	4	–
Hering (ganzer Fisch)	11	12	–
Hering, Filet	17	19	–
Hering-Rogen	26	3	–
Kabeljau, Dorsch	10	–	–
Kabeljau, Dorsch (Filet)	17	–	–
Rotbarsch, Goldbarsch	10	2	–
Rotbarsch, Goldbarsch (Filet)	19	3	–
Schellfisch (ganzer, Fisch)	10	–	–
Schellfisch (Filet)	18	–	–
Seelachs (ganzer Fisch)	12	1	–
Seelachs (Filet)	18	1	–
Forelle	10	1	–
Hecht	10	1	–
Karpfen	10	4	–
Aal, geräuchert	14	19	1
Bückling, geräuchert	14	9	–
Seelachs, geräuchert	19	1	–
Hering, mariniert	17	13	–
Salzhering (Pökelhering)	9	7	–
Matjeshering	12	12	–
Heringe in Saucen	17	20	3
Lachs in Büchsen	21	9	–

Nahrungsmittel	Eiweiß g	Fett g	Kohlenhydrate g
Ölsardinen	24	14	1
Thunfisch in Öl	24	21	–
Krabben in Büchsen	18	1	1
Stockfisch (Kabeljau, Schellfisch, getrocknet)	51	2	–
Eier			
Hühnerei (Gesamtei-Inhalt)	11	10	1
Hühnerei, St. ca. 57 g	7	6	–
Hühnereigelb (Flüssigeigelb)	16	32	–
Hühnereiweiß (Flüssigeiw. Eiklar)	11	–	1
Hühnervollei, getr. (Trockenvollei)	46	42	2
Milch und Milcherzeugnisse			
Kuhmilch mit 3 % Fett (Trinkm.)	3	3	5
Kuhmilch (Vollmilch)	3	4	5
Magermilch	4	–	5
Buttermilch	4	1	4
Kondensmilch, ungez. (7,5 % Fett)	7	8	10
Kondensmilch (10 % Fett)	9	10	13
Kondensmilch (entrahmt)	9	–	12
Trockenvollmilch (Vollm.-Pulver)	25	26	38
Trockenmagermilch (Magerm.-Pulv.)	35	1	52
Schlagsahne	2	30	3
Sahne (Rahm)	3	10	4
Trinkmilch-Joghurt	5	4	5
Eiscreme	4	12	20
Hartkäse, vollfett 45 %	32	30	2
Hartkäse (30 % Fett i. Tr.)	32	22	1

Nahrungsmittel	Eiweiß g	Fett g	Kohlenhydrate g
Hartkäse (20 % Fett i. Tr.)	36	10	3
Edamer Käse, fett 40 %	24	22	3
Doppelrahmfrischkäse (60 % Fett i.Tr.)	15	31	2
Camembert (45 % i. Tr.)	19	23	2
Schmelzkäse, vollfett	14	24	6
Schmelzkäse, halbfett	25	11	1
Magerkäse, unter 10 %	37	3	4
Speisequark, mager	17	1	2
Schichtkäse (10 % Fett i. Tr.)	16	4	3
Sahnequark (40 % Fett i. Tr.)	12	12	4
Fette und Öle			
Butter, Markenbutter	1	82	–
Lebertran	–	100	–
Margarine	1	78	–
Mayonnaise	2	80	3
Mayonnaise	1	52	5
Rindertalg	1	97	–
Schweineschmalz	–	100	–
sonst. pflanzl. Fette und Öle	–	100	–
PFLANZLICHE NAHRUNGSMITTEL			
Getreideerzeugnisse			
Vollreis	7	2	75
Reis, poliert	7	1	79
Gerstengraupen	10	1	74
Haferflocken	14	7	66
Weizengrieß	10	1	75

Nahrungsmittel	Ei-weiß g	Fett g	Kohlen-hydrate g
Corn flakes	8	1	83
Eierteigwaren	13	3	72
Weizenmehl, Type 1050	12	2	71
Weizenmehl, Type 550	11	1	74
Roggenmehl, Type 1150	9	–	75
Kartoffelstärkemehl	1	–	83
Maisstärkemehl	–	–	87
Puddingpulver	5	2	80
Roggenvollkornbrot	7	1	46
Roggenbrot	6	1	51
Brötchen (Semmeln)	7	1	58
Mischbrot	7	1	52
Weizenvollkornbrot	8	1	47
Knäckebrot	10	1	77
Zwieback, eifrei	10	4	76
Biskuit	9	5	82
Paniermehl	13	1	72
Klare Suppen	12	6	59
Gebundene Suppen	10	10	61
Kartoffeln			
Kartoffeln mit Schalen	2	–	15
Kartoffeln ohne Schalen	2	–	19
Trockenkartoffeln	7	1	82
Kartoffelknödelmehl	5	–	77
Pommes frites (erhitzte)	4	8	34
Hülsenfrüchte			
Bohnen, weiße	21	2	57
Erbsen, gelbe, geschält	22	1	59
Linsen	24	1	56
Sojamehl, vollfett	37	21	26

Nahrungsmittel	Eiweiß g	Fett g	Kohlenhydrate g
Süßwaren			
Zucker	–	–	100
Bonbons i. D.	1	–	94
Vollmilchschokolade	9	33	55
Pralinen i. D.	5	16	70
Kakaopulver	20	25	38
Bienenhonig i. D.	–	–	81
Marmelade i. D.	1	–	65
Bierhefe, getrocknet	48	1	36
Gemüse			
Blumenkohl	2	–	2
Bohnen, grün	2	–	5
Chicorée	1	–	2
Endiviensalat	1	–	2
Erbsen, grün	3	–	6
Feldsalat (Rapunzel)	1	–	2
Grünkohl (Braunkohl)	2	1	3
Gurken, ungeschält	–	–	1
Kohlrabi	1	–	3
Kohlrübe	1	–	6
Kopfsalat	1	–	1
Kürbis	1	–	4
Lauch	1	–	4
Meerrettich	2	–	8
Möhren	1	–	6
Paprika, ganze Frucht	2	1	5
Paprikaschoten, grün	1	–	4
Radieschen	1	1	2
Rettich	1	–	6
Rhabarber	–	–	3

Nahrungsmittel	Eiweiß g	Fett g	Kohlenhydrate g
Rosenkohl	4	1	6
Rote Beete	1	–	6
Rotkohl (Blaukraut)	1	–	4
Schwarzwurzeln	1	–	9
Sellerie	1	–	5
Spargel	1	–	2
Spinat	2	–	2
Tomaten	1	–	3
Weißkohl (Weißkraut)	1	–	3
Wirsingkohl	2	–	3
Zwiebeln	1	–	9
Petersilie	3	–	6
Schnittlauch	4	1	8
Sauerkraut	2	–	4
Gemüsekonserven i. D.	2	–	5
Erbsen, grün	4	–	11
Tomatenketchup	2	–	24
Champignons	3	–	3
Pfifferlinge (Rehling)	1	–	2
Steinpilze	2	–	4
Steinpilze, getrocknet	20	3	44
Grüne Bohnen, getrocknet	19	2	49
Karotten, getrocknet	7	2	68
Kohl, getrocknet	14	2	69
Zwiebeln, getrocknet	11	1	69

Nahrungsmittel	Eiweiß g	Fett g	Kohlenhydrate g
Obst		Fruchtsäure	
Äpfel	0,3	–	11
Aprikosen	0,8	–	12
Birnen	0,5	–	13
Kirschen, süß	0,7	1	13
Pfirsiche	0,7	1	10
Pflaumen	0,7	1	12
Brombeeren	1,2	1	9
Erdbeeren	0,9	2	8
Hagebutten	2,3	2	14
Heidelbeeren	0,6	1	13
Himbeeren	1,3	1	8
Johannisbeeren, rot	1,1	4	8
Johannisbeeren, schwarz	1,0	3	10
Preiselbeeren	0,3	2	9
Stachelbeeren	0,8	–	9
Weintrauben	0,7	–	16
Ananas	0,3	–	8
Apfelsinen, Orangen	0,7	1	7
Bananen	0,8	–	14
Pampelmusen	0,5	4	7
Zitronen	0,5	3	5
		Fett	
Erdnüsse	27	47	19
Haselnüsse o. Sch.	14	62	13
Mandeln o. Sch.	18	54	16
Walnüsse o. Sch.	15	63	14

Nahrungsmittel	Eiweiß g	Fett g	Kohlenhydrate g
Trockenobst		Fruchtsäure	
Trockenmischobst i. D.	1,9	2	60
Äpfel	1,4	4	65
Aprikosen	5,0	–	–
Feigen	3,5	1	61
Pflaumen	1,9	2	59
Rosinen	2,3	1	64
Obstkonserven i. D.	0,5	–	21
Apfelkompott	0,2	–	19
Obstsäfte			
Apfelsaft	–	1	11
Brombeersaft	–	2	8
Grapefruitsaft i. Dosen	1	–	10
Himbeersaft, gezuckert	–	1	69
Holundersaft	2	1	8
Johannisbeersaft	–	1	13
Orangensaft	1	1	10
Sanddornsaft	1	4	–
Traubensaft	–	–	18
Zitronensaft	–	6	8

Nahrungsmittel	Eiweiß g	Fett g		Kohlenhydrate g
Alkoholische Getränke		Alkohol	Extrakt	
Weißwein, deutsche Lage	–	7,6	2,3	0,1
Rotwein, deutsche Lage	–	8,5	2,6	0,1
Schankbier, hell	0,5	3,6	4,3	
Schankbier, dunkel	0,4	2,4	3,5	
Trinkbranntwein	–	26,4	–	–
Weinbrand i. D.	–	31,4	–	–
Eierlikör	3,8	13,4	7,4	–

Die Angaben sind ein Auszug aus der ›Kleinen Nährwerttabelle‹ der Deutschen Gesellschaft für Ernährung e. V., Umschau Verlag, Frankfurt am Main.

IDEAL- UND ÜBERGEWICHTSTABELLE FÜR FRAUEN

Größe	Ideal	5 %	10 %	15 %	20 %
148	46,4	48,7	51,0	53,4	55,7
149	46,8	49,1	51,5	53,8	56,2
150	47,3	49,7	52,0	54,4	56,8
151	47,8	50,2	52,6	55,0	57,4
152	48,3	50,7	53,1	55,5	58,0
153	48,9	51,3	53,8	56,2	58,7
154	49,4	51,9	54,3	56,8	59,3
155	49,9	52,4	54,9	57,4	59,9
156	50,5	53,0	55,6	58,1	60,6
157	51,0	53,6	56,1	58,7	61,2
158	51,6	54,2	56,8	59,3	61,9
159	52,1	54,7	57,3	59,9	62,5
160	52,6	55,2	57,9	60,5	63,1
161	53,2	55,9	58,5	61,2	63,8
162	53,9	56,6	59,3	62,0	64,7
163	54,5	57,2	60,0	62,7	65,4
164	55,1	57,9	60,6	63,4	66,1
165	55,8	58,6	61,4	64,2	67,0
166	56,6	59,4	62,3	65,1	67,9
167	57,4	60,3	63,1	66,0	68,9
168	58,1	61,0	63,9	66,8	69,7
169	58,8	61,7	64,7	67,6	70,6
170	59,5	62,5	65,5	68,4	71,4

Größe	Ideal	5 %	10 %	15 %	20 %
171	60,2	63,2	66,2	69,2	72,2
172	60,9	63,9	67,0	70,0	73,1
173	61,7	64,8	67,9	71,0	74,0
174	62,4	65,5	68,8	71,8	74,9
175	63,1	66,3	69,4	72,6	75,7
176	63,8	67,0	70,2	73,4	76,6
177	64,5	67,7	71,0	74,2	77,4
178	65,2	68,5	71,7	75,0	78,2
179	65,9	69,2	72,5	75,8	79,1
180	66,7	70,0	73,4	76,7	80,0
181	67,4	70,8	74,1	77,5	80,9
182	68,1	71,5	74,9	78,3	81,7
183	68,8	72,2	75,7	79,1	82,6
184	69,5	73,0	76,5	79,9	83,4
185	70,2	73,7	77,2	80,7	84,2

IDEAL- UND ÜBERGEWICHTSTABELLE FÜR MÄNNER

Größe	Ideal	5 %	10 %	15 %	20 %
158	56,4	59,2	62,0	64,9	67,7
159	57,0	59,9	62,7	65,6	68,4
160	57,6	60,5	63,4	66,2	69,1
161	58,2	61,1	64,0	66,9	69,8
162	58,7	61,6	64,6	67,5	70,4
163	59,2	62,2	65,1	68,1	71,0
164	59,8	62,8	65,8	68,8	71,8
165	60,3	63,3	66,3	69,3	72,4
166	60,9	63,9	67,0	70,0	73,1
167	61,5	64,6	67,7	70,7	73,8
168	62,2	65,3	68,4	71,5	74,6
169	62,9	66,6	69,2	72,3	75,5
170	63,7	66,9	70,1	73,3	76,4
171	64,4	67,6	70,8	74,1	77,3
172	65,2	68,5	71,7	75,0	78,2
173	66,0	69,3	72,6	75,9	79,2
174	66,7	70,0	73,4	76,7	80,0
175	67,4	70,8	74,1	77,5	80,9
176	68,1	71,5	74,9	78,3	81,7
177	68,9	72,3	75,8	79,2	82,7
178	69,6	73,1	76,6	80,0	83,5
179	70,4	73,9	77,4	81,0	84,5
180	71,2	74,8	78,3	81,9	85,4

Größe	Ideal	5 %	10 %	15 %	20 %
181	72,0	75,6	79,2	82,8	86,4
182	72,8	76,4	80,1	83,7	87,4
183	73,6	77,3	81,0	84,6	88,3
184	74,4	78,1	81,8	85,6	89,3
185	75,2	79,0	82,7	86,5	90,2
186	76,0	79,8	83,6	87,4	91,2
187	76,8	80,6	84,5	88,3	92,2
188	77,6	81,5	85,4	89,2	93,1
189	78,5	82,4	86,4	90,3	94,2
190	79,4	83,4	87,3	91,3	95,3
191	80,3	84,3	88,3	92,3	96,4
192	81,2	85,3	89,3	93,4	97,4
193	82,1	86,2	90,3	94,4	98,5
194	83,0	87,2	91,3	95,5	99,6
195	83,9	88,1	92,3	96,5	100,7

LITERATUR – UND QUELLENNACHWEIS

›Die Managerdiät‹
Dr. Manfred Köhnlechner, Rowohlt Verlag Hamburg, R. S. Schulz Verlag Starnberg a. See

›Die biologische Chance‹
Johannes von Buttlar, Mosaik Verlag München

›Die Haysche Trennkost‹
Dr. Ludwig Walb und Frau Ilse Walb, Karl F. Haug Verlag Heidelberg

›Diabetes‹
Maria-Elisabeth Lange-Ernst, Heyne Verlag München

›Heilfasten‹
Maria-Elisabeth Lange-Ernst, Humboldt Taschenbuchverlag München